TASCHENBUCH DER PATHOLOGISCH-HISTOLOGISCHEN UNTERSUCHUNGSMETHODEN

VON

Dr. H. BEITZKE

O. PROFESSOR DER PATHOLOGISCHEN ANATOMIE AN DER
UNIVERSITÄT GRAZ

ZWEITE, NEUBEARBEITETE UND
VERMEHRTE AUFLAGE

WIEN

VERLAG VON JULIUS SPRINGER

1924

ISBN-13: 978-3-642-98838-7   e-ISBN-13: 978-3-642-99653-5
DOI: 10.1007/978-3-642-99653-5

Vorwort.

Auch in der vorliegenden Auflage habe ich mich bemüht, in möglichst knapper und deutlicher Fassung eine Auswahl brauchbarer und tunlichst einfacher Methoden zu vereinigen. Mehrere überholte Verfahren wurden weggelassen, bessere und neuere dafür eingefügt. Einige Abschnitte wurden völlig umgearbeitet. Die Auswahl wurde beschränkt, um den Charakter als Taschenbuch zu wahren. Das Büchlein will den täglichen Bedürfnissen im pathologisch-histologischen Laboratorium entsprechen und namentlich dem Anfänger ein Helfer sein.

Von dieser Auflage erscheint zugleich eine von Herrn Pavlovitsch besorgte Übersetzung ins Serbische.

Graz, im Jänner 1924.

H. Beitzke.

Inhaltsverzeichnis.

Instrumentarium.

Mikroskop. Man beziehe ein Mikroskop nur von einer be-
währten Firma (z. B. Winkel-Göttingen, Zeiß-Jena, Leitz oder
Seibert-Wetzlar, Reichert-Wien). Empfehlenswert ist ein mittelgroßes Stativ mit Revolver für drei Objektive, grober und feiner
Einstellung und Abbéschem Beleuchtungsapparat. Außer einer Öl-
Immersionslinie wähle man eine schwache und eine stärkere Trocken-
linse (etwa A und D von Zeiß oder 3 und 7 von Leitz) nebst zwei
Okularen (2 und 4 von Zeiß, 1 und 3 von Leitz). Die doppelt teuren
apochromatischen Linsen sind nur für besonders feine Untersuchungen, namentlich Protozoenstudien, erforderlich. Das Mikroskop ist, solange es nicht benutzt wird, vor Staub und Licht geschützt aufzubewahren, am besten in dem den größeren Stativen
beigegebenen Schränkchen. Schmutz ist mit einem weichen Leder-
lappen abzureiben. Die Linsen putze man mit weichem Leinen
oder japanischem Seidenpapier und einem Tropfen absoluten Alkohol oder Benzin. Man hüte sich vor zu starkem Reiben, um die
Fassung der Linsen nicht zu beschädigen.

Die beste Lichtquelle zum Mikroskopieren ist das Tageslicht
(man stelle den Spiegel möglichst auf eine weiße Wolke, nie unmittelbar auf die Sonne ein). Von künstlichen Lichtquellen ist
am meisten das Auerlicht zu empfehlen, fast ebensogut ist eine
Glühlampe mit matter Birne; Petroleumlicht ist schlecht. Bei
Benutzung künstlichen Lichtes füge man stets in den Beleuchtungsapparat eine kleine hellblaue Glasscheibe ein. Auch kann man
zwischen Lichtquelle und Mikroskop eine Schusterkugel (Glas-
kolben mit schwacher Kupfersulfatlösung gefüllt) einschalten. Es
ist wesentlich, bei gefärbten Präparaten stets mit weiter, bei ungefärbten mit enger Blende zu arbeiten, da volle Beleuchtung das
Farbenbild, schwache das Strukturbild hervortreten läßt; auf
richtige Einstellung der Blende kommt besonders bei ungefärbten

Präparaten viel an. Hat man eine Irisblende, so kann man stets den Hohlspiegel benutzen, indessen empfiehlt sich die Benutzung des Planspiegels bei Untersuchung ungefärbter Objekte mit starker Vergrößerung, da der Hohlspiegel mit seinen konvergierenden Strahlen ein zu helles Licht liefert.

Für Untersuchungen im polarisierten Licht ist ein drehbarer Objekttisch und ein Polarisationsapparat erforderlich. Letzterer besteht aus dem Polarisator, der in den Blendenrahmen des Beleuchtungsapparates eingehängt wird, und dem Analysator, den man auf das Okular aufsetzt (es gibt auch Analysatorokulare, die an Stelle des Okulars in den Tubus eingefügt werden). Man stelle zuerst das Objekt ein, bringe den Polarisator an, setze dann den Analysator auf und drehe ihn, bis das Gesichtsfeld maximal dunkel erscheint (gekreuzte Nicols). Nun drehe man den Objekttisch langsam um 360⁰, wobei doppeltbrechende Substanzen viermal aufleuchten. Bleibt ein Aufleuchten aus, so lagere man das Objekt anders oder fertige ein neues Präparat an, da bei bestimmter Lage der optischen Achsen die Doppelbrechung nicht hervortritt.

Zur Beobachtung im Dunkelfeld braucht man einen Paraboloidkondensor (oder den Wechselkondensor für Hell- und Dunkelfeld) sowie eine starke künstliche Lichtquelle, am besten eine kleine Bogenlampe, die aus etwa 15 *cm* Entfernung das Licht durch eine Sammellinse auf die Planseite des Spiegels wirft. Der Spiegel muß ganz gleichmäßig beleuchtet sein, was man durch ein vor den Spiegel gehaltenes Stück weißes Papier prüft. Objektträger und Deckgläser von bestimmter Dicke sind notwendig, die jede Firma für ihren Kondensor besonders angibt. Zwischen Kondensor und Objektträger ist ein Tröpfchen Zedernöl zu bringen. Die Objekte müssen in ganz reinem Wasser liegen, da die kleinste Verunreinigung stört. Beweglicher Objekttisch sehr erwünscht. Man gebraucht starke Trockenlinsen oder die besonders für Dunkelfeldbeleuchtung gebauten Apochromatimmersionen; gewöhnliche Immersionen können nach Einfügung besonderer Blendenzylinder ebenfalls benutzt werden. Die frisch zu untersuchenden Objekte erscheinen hell auf dunklem Grund. Will man gefärbte Ausstrich- oder Schnittpräparate im Dunkelfeld untersuchen, so muß man zwischen Lichtquelle und Spiegel eine Mattscheibe bringen, von der man sich nach Bedarf eine Hälfte durch Bestreichen mit Öl etwas durchscheinender machen kann.

Zum Mikrometrieren benötigt man ein Okular- und ein Objektmikrometer. Ersteres wird auf die Blende des Okulars gelegt und zunächst festgestellt, wie viele der in das Okularmikrometer eingeritzten Intervalle auf die zu messende Entfernung gehen (man benutze stets nur die Mitte des Gesichtsfeldes!). Dann ersetzt man bei gleichbleibender Optik das Präparat durch das Objektmikrometer, auf dem sich eine Einteilung in Hundertstel Millimeter findet, und stellt fest, wie sich die Einteilung des Okularmikrometers zu der des Objektmikrometers verhält. Ein beweglicher Objekttisch ist hierbei kaum zu entbehren. Beispiel: Das zu messende Objekt bedecke 5 Intervalle des Okularmikrometers. Bei der benutzten Vergrößerung entsprechen 20 Teile des Okularmikrometers 15 Teilen des Objektmikrometers; dann ist ein Teil des Okular-

mikrometers $\dfrac{15 \times 10}{20} = 7,5\,\mu$, das Objekt also $5 \times 7,5 = 37,5\,\mu$ groß.

Erwünscht ist endlich ein Zeichenapparat, der im selben Gesichtsfeld zugleich das mikroskopische Bild und das Zeichenpapier sichtbar macht. Wesentlich ist für das Zeichnen mikroskopischer Präparate, daß das Zeichenbrett sich in gleicher Höhe wie der Objekttisch befindet, damit die Vergrößerung des Bildes keine Änderung erfährt. Man wähle ein möglichst glattes Kartonpapier und einen mittelharten Bleistift, am besten einen sog. Stenographenbleistift.

Messer. Ein Rasiermesser, dessen Klinge auf der unteren Seite flach geschliffen ist.

Ein Doppelmesser, am besten ein solches mit zwei Stellschrauben (erhältlich bei Mahrt und Hörning in Göttingen und bei Altmann-Berlin, Schumannstr.).

Ein mittelgroßes Skalpell.

Eine kleine, leicht gebogene Schere, eine feine, spitze Pinzette. Mehrere spitze Präpariernadeln, am besten in Holzgriffen mit Vorrichtung zum Auswechseln der Nadeln. Zum Arbeiten in Säuren und Metallösungen braucht man Glasnadeln, die man sich aus Glasstab leicht selbst herstellen kann. Ein weicher Haarpinsel. Ein nicht zu schmaler Spatel aus Neusilber (ist entbehrlich, wenn man die Schnitte aufklebt oder wenn man sie aus Wasser, bzw. Xylol unmittelbar auf den darin eingetauchten Objektträger aufzieht). Eine Anzahl Uhrgläser von etwa

5 *cm* Durchmesser, eine Anzahl größerer und kleinerer Prä-
paratengläser mit gutschließenden Stopfen (eingeriebene Glas-
stöpsel sind teuer und nicht unbedingt notwendig). Empfehlenswert sind Kästchen aus Glas oder Steingut mit innen senkrecht
angebrachten Leisten zum Einsetzen der Objektträger beim Färben.
Ein graduiertes Zylinderglas zu 100—150 *ccm* und ein solches
zu 10 *ccm*. Mehrere Glastrichter von 5—10 *cm* Durchmesser.
Glasstäbe, gläserne Pipetten. Einige größere Glasschalen. Objektträger in einem der gebräuchlichen Formate und Deckgläschen von 18 *mm* Seite. Für Schnittserien sind oft größere
Glasplatten erwünscht, die mit Glimmerplättchen bedeckt werden.
Fettfarbstifte oder Glastinte zum vorläufigen Bezeichnen der
Präparate. Erwünscht ist ferner eine kleine Zentrifuge.

Reinigen gebrauchter Objektträger und Deckgläser geschieht,
indem man sie einige Tage in (gebrauchtem) Xylol weicht und
dann vorsichtig mit einem weichen Tuche putzt.

Das Verfahren ist nur anwendbar, wenn es sich um frisch an-
gefertigte Präparate handelt. Sind sie älter als drei Tage, so ist
folgende Reinigungsart zu empfehlen: 100 *g* chromsaures Kali
werden in 1 *l* heißem Wasser gelöst und unter Umrühren 100 *g*
rohe Schwefelsäure hinzugefügt. Man erwärme die Präparate über
einer kleinen Flamme und werfe die Deckgläser, sobald sie sich ab-
nehmen lassen, in eine Porzellanschale mit obiger Lösung, die
Objektträger in eine andere. Man erwärmt die Schalen 10 Min. lang
bis zur Dampfbildung und läßt sie dann kalt 2—3 Tage stehen. Der
an der Oberfläche schwimmende, geschmolzene Balsam kann mit
zusammengefaltetem Papier abgenommen werden. Alsdann Abgießen der Lösung, Nachspülen mit kaltem Wasser. Sind die Gläser
noch nicht klar genug, so kann das Verfahren wiederholt werden.
Zuletzt Spülen mit Alkohol und Putzen mit einem trockenen,
weichen Lappen.

Mikrotom. Man wende sich auch hier an eine bewährte
Firma (z. B. Jung-Heidelberg, Sartorius-Göttingen, Schanze-
Dresden). Die Gefriermikrotome, bei denen das Objekt durch
Verstäubung von Äther oder flüssiger Kohlensäure zum Gefrieren
gebracht wird, sind sog. „Hobelmikrotome"; das Messer ist an einem
um eine vertikale Achse drehbaren Hebelarm befestigt und hobelt
gleichsam die Schnitte vom Objekt herunter. Man nehme ein Mikrotom mit automatischer Einstellung (bei dem der Objekttisch nach

jedem Schnitt selbsttätig um die gewünschte Schnittdicke gehoben wird.) Einige besitzen gleichzeitig eine Vorrichtung zum Befestigen von Paraffinblöcken. Indessen sind für eingebettete Präparate die Schlittenmikrotome bei weitem vorzuziehen, für Celloidinpräparate unentbehrlich. Sie sind größer und kostspieliger als die vorerwähnten Mikrotome, aber bedeutend leistungsfähiger. Bei ihnen wird das Messer in einer horizontalen Schlittenbahn bewegt und das Objekt ebenso wie bei den Hobelmikrotomen gegen die feststehende Schnittebene des Messers gehoben. Die verschiedenen, in Gebrauch befindlichen Systeme stehen an Güte einander nicht nach; es gibt übrigens auch Schlittenmikrotome mit gleichzeitiger Vorrichtung zum Gefrieren. Man halte die Mikrotome stets sauber und öle häufig die Gelenke und die Schlittenbahn mit gutem Maschinenöl. Ebenso sind die Mikrotommesser stets sorgfältig zu säubern unter Schonung der Schneide. Man ziehe sie öfter vorsichtig auf einem guten Streichriemen ab; zum Halten dient dabei ein Holzgriff, in dem der kleine am Ende des Messers befindliche Stiel mittels Schraube befestigt wird. Zum Schutze gegen Rost bewahre man sie in einem trockenen, fest schließenden Behältnis auf; werden sie längere Zeit nicht benutzt, so sind sie sorgfältig einzufetten.

Ein Paraffinofen (auf 54—56° zu halten) ist zur Paraffineinbettung unentbehrlich. Am meisten zu empfehlen sind solche mit elektrischer Heizung, nächstdem mit Gasheizung, beide mit Thermoregulator; weniger verläßlich bezüglich der Konstanz der Temperatur, aber immerhin ganz brauchbar sind solche mit Petroleumheizung. Kleine Paraffinöfen schütze man vor Zug und plötzlichem Temperaturwechsel, da sie leicht mit der Außentemperatur Veränderungen ihrer Wärme erleiden, trotz Thermoregulator.

Erwünscht ist endlich ein Brutofen (37°). Man kann sich auch auf den Paraffinofen ein kleines, verschließbares Metallschränkchen aufsetzen lassen, in dem man (durch geeignete Lüftung) bequem eine der Brutwärme entsprechende Temperatur herstellen kann.

Untersuchung frischer Präparate.

Die Untersuchung am frischen Präparat sollte nie unterlassen werden, da sie einerseits eine schnelle Orientierung ermöglicht, anderseits manches zeigt, was am gehärteten Präparat nicht zu sehen ist. Man nehme immer möglichst wenig der zu untersuchenden Substanz und bringe sie außer beim Quetschpräparat nie auf einen trockenen Objektträger, sondern immer in einen Tropfen derjenigen Flüssigkeit, in welcher untersucht werden soll. Als solche diene in der Regel eine 0,9 proz. (den menschlichen Körpersäften isotonische) Kochsalzlösung oder Ringerlösung (Kochsalz 0,7—0,8, Natriumbikarbonat 0,01, Chlorkalium und Chlorkalzium je 0,02, Aq. dest. 100). Beide sind öfter frisch zu bereiten und durch Kochen zu sterilisieren, da sich sehr bald niedere Pflanzen darin anzusiedeln pflegen. Wo es sich nicht um sehr vergängliche Zellen (z. B. Protozoen, rote Blutkörperchen) handelt, kann man auch gewöhnliches Leitungswasser nehmen. Außer der Kochsalzlösung wird gebraucht: 2—5 proz. Essigsäure (hellt das Protoplasma auf, läßt die Kerne schrumpfen und besser hervortreten), 1—3 proz. Kali- oder Natronlauge (löst Zellen, kollagene und Muskelfasern auf; Fett, Pigment, Konkremente, Bakterien und elastische Fasern bleiben erhalten), 5 proz. Salzsäure (zum Entkalken), stark verdünnte (weingelbe) Lugolsche Lösung (Jod 1, Jodkali 2, Wasser 100) zum Mazerieren. Wenn die Lösung sich entfärbt, setze man einige Tropfen unverdünnte Lugolsche Flüssigkeit hinzu. Alle diese Lösungen verwahrt man zweckmäßig in Flaschen, an deren Stopfen ein bis auf den Boden reichender Glasstab befestigt ist, um mit ihm die Lösungen tropfenweise zu entnehmen. Frische mikroskopische Präparate, die einige Stunden aufgehoben werden sollen, müssen vor dem Vertrocknen geschützt werden. Man bringt sie zu diesem Zweck in eine sog. feuchte Kammer, d. h. in eine Petrischale, auf deren Boden man angefeuchtetes Fließpapier gelegt hat, und läßt die verschlossene Schale an einem kühlen Ort stehen.

Abstrichpräparat. Man streiche mit dem trockenen Messerrücken unter leichtem Druck über die Organfläche, von der man Material zu entnehmen wünscht, und bringe das an der Klinge hängende Material auf den Objektträger in einen Tropfen Kochsalz- oder Ringerlösung.

Zupfpräparat. Man zerzupfe mittels der Präpariernadeln ein

kleines Gewebstückchen so lange, bis makroskopisch kaum mehr etwas zu sehen ist (womöglich unter Zuhilfenahme der Lupe). Für manche Objekte ist die Zuhilfenahme einer Mazerationsflüssigkeit empfehlenswert. Als solche können dienen: 33 proz. Alkohol (Einwirkung 24 Stunden), Müllersche Flüssigkeit (24 Stunden) und verdünnte Lugolsche Lösung (2—12 Stunden).

Quetschpräparat. Man bringe ein Gewebsteilchen trocken auf den Objektträger und breite es durch sanften Druck auf das darübergelegte Deckglas gleichmäßig in dünner Schicht aus.

Flüssigkeiten können in manchen Fällen direkt zur Untersuchung benutzt werden. Entweder man läßt einen Tropfen zwischen Objektträger und Deckglas sich in kapillarer Schicht ausbreiten, oder man benutzt die Methode des hängenden Tropfens. Ein nicht zu großer Tropfen wird auf die Mitte des Deckgläschens gebracht und ein hohlgeschliffener Objektträger, dessen Ausschnitt mit Vaselin umrandet ist, wird mit dem Ausschnitt derart über das Deckglas gelegt und etwas angedrückt, daß der Ausschnitt nach allen Seiten luftdicht abgeschlossen ist. Der Objektträger wird alsdann umgekehrt und mit dem Mikroskop zunächst der Rand des Tropfens eingestellt. Ist die zu untersuchende Flüssigkeit sehr zellarm, so läßt man sie vorher (in einem Spitzglas) sedimentieren oder zentrifugiert. Sehr zellreiche Flüssigkeiten verdünne man, indem man einen Tropfen davon auf den Objektträger bringt und einen oder mehrere Tropfen Kochsalz-, bzw. Ringerlösung hinzufügt.

Schnittpräparate. *a)* Scherenschnitte. Kleine flache Gewebspartikel werden mit der gebogenen Schere entnommen und zwischen Objektträger und Deckglas etwas breitgedrückt.

b) Rasiermesserschnitte. Man feuchte das Messer zum Schneiden stets an; läuft das Wasser auf der Messerklinge zusammen, ohne sie in ganzer Ausdehnung zu befeuchten, so ist die Klinge fettig und muß mit Alkohol sorgfältig geputzt werden. Das zu schneidende Organstück halte man am besten zwischen zwei Stückchen in Alkohol gehärteter Amyoloidleber (Klemmleber) fest und fertige die Schnitte bei horizontaler Haltung des Messers, indem man mehr zieht als drückt, und die ganze Länge der Klinge nach Möglichkeit ausnutzt. Von der Messerklinge entfernt man den Schnitt mit einem Pinsel und bringt ihn auf den Objektträger oder in Wasser, bzw. Kochsalzlösung, aus der man ihn mit dem Objektträger auffängt. Das Schneiden mit dem Rasiermesser ist mit Vorteil auch an gehärteten Objekten ausführbar, verlangt aber viele Übung. Bedeutend leichter sind

c) Doppelmesserschnitte. Das Doppelmesser ist gleichfalls fettfrei zu halten und vor dem Schneiden gut anzufeuchten. Man stelle die beiden Klingen möglichst parallel, und zwar so dicht, daß ein Spalt eben sichtbar ist, wenn man das Messer mit zugewandten Schneiden gegen das Licht hält. Je härter das Organ, desto leichter ist das Schneiden und desto enger kann der Spalt sein. Man fasse die Doppelmesser möglichst am Ende nach Art eines Fiedelbogens und schneide nie auf die Kapsel eines Organs (Leber, Niere) ein, sondern immer auf die Schnittfläche; mehr Ziehen als Drücken. Hat man eingeschnitten, so mache man noch einige kurze sägende Bewegungen, indem man das Messer nach rechts und links neigt, um den Schnitt aus dem Gewebe loszulösen. Alsdann öffne man das Doppelmesser unter Wasser, wo sich der Schnitt bei einigen leichten Bewegungen von der Klinge löst; man fängt ihn mit dem Objektträger auf.

d) Gefriermikrotomschnitte. Die Stücke seien nur 1—2 mm dick, da sonst die oberen Schichten, die zuerst vom Messer getroffen werden, nicht genügend gefrieren oder erst nach Anwendung von unverhältnismäßig viel Äther, bzw. Kohlensäure. (Gehärtete Präparate müssen vor dem Schneiden mindestens eine Stunde in fließendem Wasser gewässert sein, insbesondere wenn es sich um Härtungsflüssigkeiten handelt, die den Gefrierpunkt herabsetzen, wie Formalin und Alkohol.) Man bringe das Material mit etwas Wasser auf den Objekttisch, drücke mit einem Messergriff oder Spatel leicht an und lasse den Äther, bzw. die Kohlensäure in kurzen Absätzen verdampfen. Man sei mit Äther und Kohlensäure möglichst sparsam, da zu starkes Gefrieren die Gewebe schädigt (besonders leicht bei frischen und nicht genügend fixierten Präparaten). Splittern die Schnitte, so ist das Objekt zu hart gefroren, und man muß es durch Betupfen mit dem Finger etwas zum Auftauen bringen. Beim Schneiden ist darauf zu achten, daß die Schrauben, die die Messerklinge halten, fest angezogen sind. Nach dem Schneiden entferne man den in den Schläuchen sitzenden Äther, bzw. die Kohlensäure, da die Gummischläuche durch den Äther leiden und die Kohlensäure unter Umständen fest wird und den Schlauch verstopft. Von der Messerklinge, die stets gut zu befeuchten ist, bringe man die Schnitte mit einem weichen Pinsel in kurz vorher gekochtes Wasser; in ungekochtem Wasser hängen sich zahllose Luftbläschen an die Schnitte (Schnitte von gehärteten Objekten bringt man am besten in 60 proz. Alkohol und von diesem erst in Wasser, wo sie sich sofort glatt ausbreiten; es ist darauf zu achten, daß man keinen Alkohol auf das zu schneidende Objekt überträgt). Von geeigneten Objekten lassen sich leicht Schnitte von 10 μ Dicke erhalten.

Fixierung und Härtung.

Die Fixierung hat den Zweck, die im Leben, bzw. im Moment des Todes vorhandene Struktur der Gewebe festzuhalten. Zu diesem Zwecke werden die Eiweißkörper durch physikalische, bzw. chemische Mittel in feste, unlösliche Verbindungen und Modifikationen übergeführt, die sich weder in Wasser noch in schwachen Basen und Säuren, noch in Farbflüssigkeiten auflösen. Die Fixierung ist in vielen Fällen zugleich eine unentbehrliche Grundlage für die histologische Färbung. Durch die Härtung sollen die Gewebe eine zum Schneiden passende Konsistenz erhalten. Durch die meisten der im folgenden genannten Mittel werden Fixierung und Härtung gleichzeitig bewirkt. Welche der aufzuzählenden Methoden jedesmal anzuwenden ist, wird bei der Untersuchung der einzelnen Organe und Veränderungen besprochen werden. Man nehme die Stücke so frisch wie möglich und nie zu groß, höchstens ½ *cm* dick, damit die Flüssigkeiten gut eindringen können; man bemesse die Flüssigkeiten reichlich und sorge, daß sie von allen Seiten an die Gewebsstücke herangelangen können, indem man etwas Watte oder Fließpapier auf den Boden der zur Aufnahme bestimmten Gefäße bringt. Fixierung und Härtung lassen sich durch Bruttemperatur beschleunigen. Nach erfolgter Härtung sind die Stücke allemal (falls nicht Alkohol oder Azeton zum Härten verwandt ist) mindestens eine Stunde lang in fließendem Wasser auszuwaschen und können dann entweder mit dem Gefriermikrotom geschnitten oder zur Einbettung vorbereitet werden.

Alkohol wird in Konzentration von 70 oder 100 Proz. verwandt. Der erstere härtet langsamer, aber schonender. Aus dem 70 proz. bringe man die Stücke nach 1—2 Tagen in 93 proz. und nach einem weiteren Tag in absoluten Alkohol. Zur sofortigen

Härtung in absolutem Alkohol nehme man nur kleine Stücke von höchstens 3 *mm* Dicke und wechsle den Alkohol mehrmals. Alkoholfixierung hat den Nachteil, daß zartere Gewebe stark schrumpfen, Fett größtenteils gelöst und das Hämoglobin aus den roten Blutkörperchen ausgezogen wird; in manchen Fällen ist sie jedoch unentbehrlich.

Reines Azeton wird ebenso angewandt wie absoluter Alkohol.

Formalin. Die käufliche 40 proz. Formalinlösung, die wegen ihrer großen Zersetzlichkeit stets gut verschlossen und vor Licht geschützt aufbewahrt werden muß, wird zehnfach verdünnt und die Organstücke je nach ihrer Größe 12 Stunden bis mehrere Tage darin gehärtet. (Gut verschließbare Flaschen, besonders, wenn man bei Brutwärme härtet, weil sonst das Formalin zu rasch entweicht!) Bei sehr stark bluthaltigen Präparaten treten mit starken Formalinkonzentrationen sehr oft störende Fällungen von Blutfarbstoff ein, die Pigmente vortäuschen können. Man entfernt sie, indem man die Schnitte auf 10 Minuten in eine Lösung aus einem Teil 1 proz. wässeriger Kalilauge und 100 Teilen 80 proz. Alkohol bringt; alsdann 5 Minuten auswaschen in zweimal gewechseltem Wasser, 5 Minuten 80 proz. Alkohol, dann wieder Wasser. Das Formalin ist das vorzüglichste Härtungsmittel, wenn man Gefrierschnitte zu machen beabsichtigt.

Müllersche Lösung:

Doppeltchromsaures Kali . 2,5
Schwefelsaures Natron . . 1
Wasser 100

Die Härtung erfordert mehrere Wochen bis Monate, ist schonender als beim Alkohol und weniger kostspielig. Abgesehen von einzelnen besonderen Fällen wird sie heutzutage fast nur noch in Verbindung mit Formalin angewandt als

Orthsche Lösung. Sie besteht aus einem Teil Formalin auf neun Teile Müllerscher Lösung und ist jedesmal frisch zu bereiten, da sich in einigen Tagen in ihr Niederschläge bilden. Sie fixiert vorzüglich Kernteilungsfiguren und rote Blutkörperchen und ist gleichfalls sehr brauchbar, wenn man Gefrierschnitte anfertigen will.

Sublimat fixiert ausgezeichnet, ist aber nur bei sehr dünnen Stücken anwendbar. Nach der Fixierung sind die Organstückchen sehr gründlich, mindestens 24 Stunden lang, in fließendem Wasser

auszuwaschen, um die störenden Sublimatniederschläge zu entfernen. Nach dem Auswässern lege man die Präparate in 70 proz.
Alkohol, den man durch Zusatz von einigen Tropfen offizineller
Jodtinktur dunkelbraunrot gefärbt hat und den man so oft wechselt,
als noch Entfärbung eintritt; erst dann kann man sicher sein, keine
Sublimatniederschläge zu erhalten. Folgende Sublimatgemische
sind empfehlenswert:

Konzentrierte wässerige Lösung, 3—6 Stunden.

Sublimateisessig:

$$\text{Sublimat} \dots \dots 3\ g$$
$$\text{Eisessig} \dots \dots 1\ ccm$$
$$\text{Wasser} \dots \dots 100\ ccm$$

Das Gemisch ist schonender und verlangt 24stündige Einwirkung.

Zenkersche Lösung:

$$\text{Sublimat} \dots \dots 5$$
$$\text{Kaliumbichromat} \dots \dots 2{,}5$$
$$\text{Natrium sulfuricum} \dots \dots 1$$
$$\text{Wasser} \dots \dots 100$$

werden in der Wärme gelöst. Kurz vor dem Gebrauch setzt man
fünf Teile Eisessig hinzu; Einwirkung 24 Stunden; ist auch für
größere Stücke anwendbar.

Nach HELLY kann man den Eisessig durch Formalin ersetzen;
Härtung kleiner Stücke ist in dieser Lösung bei Brutwärme oft
schon in 6 Stunden vollendet.

Flemmingsche Lösung:

$$\text{Eisessig} \dots \dots 1$$
$$\text{2 proz. Osmiumsäure} \dots \dots 4$$
$$\text{1 proz. Chromsäure} \dots \dots 15$$

Die Mischung ist jedesmal frisch herzustellen, da sie sich leicht
zersetzt. Die Objekte dürfen höchstens 2 mm dick sein. Einwirkungsdauer 12—24 Stunden im Dunkeln, sehr gründliches Auswaschen in fließendem Wasser. Bei der weiteren Behandlung der
Objekte ist Xylol zu vermeiden. Die Methode fixiert vorzüglich
Kernstrukturen. Für Kernfärbungen sind fast nur Anilinfarben
anwendbar.

Kochmethode. Die Gewebsstückchen werden 1—1½ Minuten
in kochendes Wasser eingetaucht. Die Methode ist keine schonende,
aber empfehlenswert zur Fixierung eiweißreicher Flüssigkeiten

(Lungenödem, Nephritis, Cysteninhalt). Nachhärtung in Formalin und Alkohol oder sofort in Alkohol von steigender Konzentration.

Altmannsche Flüssigkeit: Mischung gleicher Teile 5proz. Kaliumbichromatlösung und 2proz. Osmiumsäurelösung.

Härtung kleiner, möglichst frisch nach dem Tode entnommener Stücke 24 Stunden lang bei Brutwärme, nachher gründliches Auswaschen in fließendem Wasser. Die Methode dient zur Fixierung der Zellgranula.

In vertrocknetem Zustande zur Untersuchung eingesandte Gewebe kann man in vielen Fällen wieder tauglich machen, wenn man sie in eine 20proz. Antiforminlösung legt, bis sie entsprechend gequollen sind (einige Stunden bis 2 Tage). Fixierung in Formalin einige Stunden.

Entkalkung.

Knochen oder andere kalkhaltige Gewebe müssen vor dem Schneiden entkalkt werden. Vorbedingung ist eine gute Härtung in Alkohol, Formalin oder Müllerscher Flüssigkeit. Die zu entkalkenden Objekte dürfen nicht zu groß sein, da sonst die Entkalkung der innersten Schichten zu lange Zeit in Anspruch nimmt. Die Entkalkungsflüssigkeit ist stets reichlich zu bemessen und mindestens täglich einmal zu wechseln. Die Entkalkung ist erst dann vollendet, wenn die Stücke biegsam geworden sind oder sich mit dem Messer bequem schneiden lassen (zu dieser Probe benutze man stets ein altes Messer, da die stark sauren Entkalkungsflüssigkeiten die Messerklinge angreifen). Nach vollendeter Entkalkung kommen die Stücke (zur Vermeidung von Quellungen) auf 12—24 Stunden in eine 5proz. Lösung von Kalialaun und werden darauf so lange in fließendem Wasser ausgewaschen, bis angedrücktes blaues Lackmuspapier sich nicht mehr rötet (mindestens 24 Stunden), da sonst die Färbbarkeit leidet. Folgende Entkalkungsflüssigkeiten sind empfehlenswert:

5—10proz. Salpetersäure (man beachte, daß die offizinelle Salpetersäure nur 25proz. ist). Die Entkalkung erfordert je nach dem Kalkgehalt und der Größe der Stücke mehrere Stunden bis Wochen.

Formalin-Salpetersäure, von beiden 10 auf 100 Teile, kann auch ohne vorherige Härtung verwandt werden und wirkt wie die vorige Lösung.

Formalin-Ameisensäure, Formalin 10, Ameisensäure 50, Wasser 40, härtet und entkalkt ebenfalls zugleich, und zwar rasch und schonend. Bei Zähnen besonders zu empfehlen.

Einbettung.

Von gehärteten Objekten lassen sich in den meisten Fällen mit Rasiermesser oder Gefriermikrotom (siehe S. 14) brauchbare Schnitte gewinnen; wenn man jedoch feinere Schnitte benötigt, oder wenn es sich um zarte, locker gefügte Objekte handelt, ist Einbettung erforderlich. Heutzutage werden hauptsächlich die Paraffin- und Celloidinmethode angewandt, von denen jede ihre Vorzüge und Nachteile hat. Die Paraffineinbettung ist rascher und leichter auszuführen und ermöglicht die Herstellung weit dünnerer Schnitte, als bei Celloidineinbettung, wenigstens an kleinen Objekten. Hingegen ist die Celloidineinbettung schonender, mit weniger Instrumentarium ausführbar und erlaubt wegen der Durchsichtigkeit des Celloidins eine bessere Orientierung an den eingebetteten Objekten. Bei der Besprechung der einzelnen Veränderungen und Organe wird angegeben werden, wann die eine oder andere Methode den Vorzug verdient.

Paraffineinbettung. Gründliches Entwässern der gut fixierten Präparate in Alkohol von steigender Konzentration (etwa je einen Tag in 60-, 93proz. und absolutem Alkohol). Die zur Übertragung einer Flüssigkeit in die andere benutzten Pinzetten sind vorher gut abzutrocknen, da man mit einer nassen Pinzette Wasser an das Objekt bringt und die bereits geschehene Entwässerung wieder zunichte macht. Wird im Alkohol nicht alles Wasser entfernt, so kann das Paraffin nicht eindringen und das Objekt läßt sich später nicht schneiden. Die Stücke kommen sodann in Xylol oder Chloroform (osmierte Objekte stets in Chloroform), worin sie so lange bleiben, bis sie durchscheinend geworden sind, etwa 1—2 Stunden. Zu langes Verweilen in Xylol macht die Objekte spröde und schwer schneidbar. Aus dieser Flüssigkeit bringe man sie in eine bei Brutwärme gesättigte Lösung von Paraffin in Xylol bezw. Chloroform für ½—1 Stunde; das gut verschlossene Gefäß stelle man auf den Paraffinofen bezw. in den Brutschrank. Hiernach kommen die Stücke in einmal zu wechselndes Paraffin. Man halte sich zwei Sorten Paraffin vorrätig, etwa von 45⁰ und 54⁰

Schmelzpunkt, und bringe zunächst die Objekte für 1—2 Stunden
in das geschmolzene erstere, alsdann ebensolange in eine Mischung
beider Paraffinsorten zu gleichen Teilen, in der die endgültige Einbettung erfolgt. Im Sommer nehme man etwas mehr von dem
harten Paraffin. Als Gefäße zur Aufnahme des geschmolzenen
Paraffins dienen zweckmäßig kleine emaillierte Blechtöpfe mit
Tülle. Man achte darauf, daß die Temperatur des Paraffinofens
nicht über 58° steigt, lasse das Paraffin stets langsam im Paraffinofen schmelzen und lege nicht etwa die Objekte in kurz vorher über
einer Flamme geschmolzenes Paraffin, da durch zu starke Erhitzung
die Gewebe schrumpfen und die Färbbarkeit erheblich beeinträchtigt

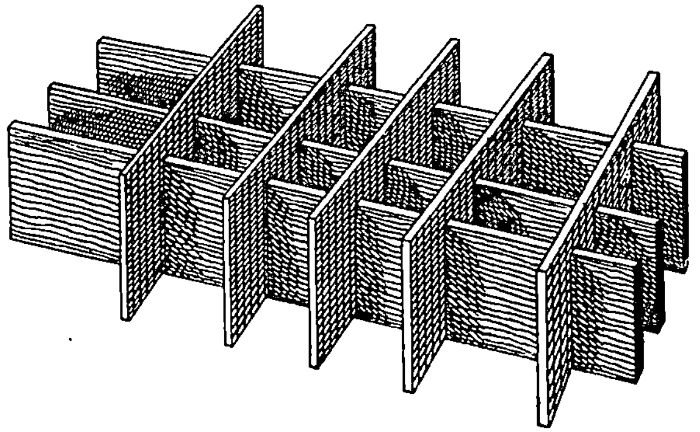

Gaylordscher Einbettungsrahmen.

wird. Zum Einbetten dienen sogenannte Blockschälchen oder
Vogelfutternäpfe aus Glas, die man kurz vorher inwendig mit etwas
Glyzerin bestreicht. Mit Vorteil bedient man sich auch kleiner
winklig geknickter Bleistücke von 1—2 *cm* Höhe in der
nebengezeichneten Form, die man auf eine Glasplatte
setzt, und die durch gegenseitige Verschiebung die Herstellung eines verschieden großen Einbettungsraumes gestatten;
noch besser ist der Gaylordsche Einbettungsrahmen (siehe Figur).
Derselbe besteht aus einer Anzahl ineinandergreifender starker
Metallblechstreifen, die ein Gitterwerk bilden und, auf eine Glasplatte aufgesetzt, die gleichzeitige Einbettung mehrerer, auch verschieden großer Objekte erlauben. Zum Zwecke des Einbettens
gießt man in den betreffenden Rahmen oder Napf ein wenig Paraffin,

legt mit einer heißen Pinzette (die am besten ständig im Paraffinofen liegt) das Objekt mit der Seite, von welcher geschnitten werden soll, zu unterst hinein und füllt Paraffin bis oben hin nach. Sobald sich auf der Oberfläche des Paraffins ein feines Häutchen zu zeigen beginnt, versenkt man den Rahmen, bezw. Napf in ein Becken mit kaltem Wasser, um die Erstarrung des Paraffins zu beschleunigen; bei langsamer Erstarrung wird das Paraffin brüchig und zum Schneiden ungeeignet. Im kalten Wasser verbleiben die Blöcke mindestens eine halbe Stunde und können dann sofort geschnitten werden; andernfalls kann man sie mit einer stumpfen Nadel oder Messerspitze signieren und beliebig lange aufheben.

Paraffin-Schnelleinbettung. Zum Zwecke einer raschen Diagnosestellung ist es oft erforderlich, einen Paraffinschnitt innerhalb weniger Stunden herstellen zu können. Alsdann härte man das möglichst kleine Objekt in reichlich bemessenem reinem Azeton, das man zweimal erneuert, eine Stunde lang bei Brutwärme. Aus dem Azeton bringt man es sofort in einmal zu wechselndes Paraffin gleichfalls für eine Stunde und bettet in der oben angegebenen Weise ein. Die Methode ist wegen der erforderlichen reichlichen Azetonmengen nicht ganz billig. Man kann jedoch das Azeton dadurch wieder wasserfrei machen, daß man ihm geglühtes Kupfersulfat zusetzt und häufig umschüttelt. Nach mehrtägigem Stehenlassen filtriere man das Azeton durch ein doppeltes Filter. Das Kupfersulfat muß von neuem geglüht werden, sobald es eine grünliche Farbe annimmt.

Celloidineinbettung erfordert einige Übung, wenn sie gut ausfallen soll. Das käufliche Celloidin schneide man in kleine Stückchen, die man vor Staub geschützt an der Luft trocknen läßt. Man läßt sodann eine kleine Menge davon in absolutem, durch geglühtes Kupfersulfat völlig wasserfrei gemachtem Alkohol 24 Stunden quellen, fügt hierauf das gleiche Volumen Äther hinzu und rührt mit einem Glasstab häufig um. In einigen Stunden erhält man alsdann eine dicke, klare, schwach gelblich gefärbte Celloidinlösung. Von dieser stellt man sich mit Ätheralkohol zwei Verdünnungen her, von denen die eine etwa die Konsistenz dünnen Kollodiums, die andere die von mäßig dickem Sirup besitzt.

Die sorgfältig in steigendem Alkohol (wie bei Paraffineinbettung) entwässerten Objekte kommen auf 24 Stunden in eine Mischung von Alkohol und Äther āā, darauf je nach ihrer Größe für 1—14 Tage in das dünne und zuletzt ebensolange in das dicke Celloidin. Wenn man diese Flüssigkeiten bei Brutwärme einwirken läßt (gut verschließbare Gefäße!), so kann man unter Umständen kleine Objekte schon in 24 Stunden hinreichend mit Celloidin durchtränken. Zum Einbetten sind verschiedene Methoden in Gebrauch. Nach der einen bringt man das Objekt auf einen (ganz trockenen!) Holzblock (von Kork ist sehr abzuraten), umrahmt denselben mit einem Papierstreifen, der das Objekt noch ein wenig überragt, gießt den so entstandenen Raum mit dickem Celloidin aus und läßt an der Luft erstarren. Das letztere geschieht rascher und gleichmäßiger unter einer Glasglocke, unter die man zugleich ein Schälchen mit Chloroform setzt. Ist das Celloidin soweit erstarrt, daß es mit der Fingerspitze (nicht mit dem Fingernagel) noch eindrückbar ist ($^1/_4$ bis 1 Stunde), so bringt man den ganzen Block in 70proz. Alkohol, in dem er in mehreren Stunden Knorpelhärte annimmt; das Papier wird mit dem Messer entfernt. Mitunter erstarrt das Celloidin auch nach Stunden nicht, sondern nimmt eine gallertartige Konsistenz an; alsdann entfernt man es durch Einlegen in Ätheralkohol aus dem Objekt und bettet von neuem ein.

Muß man die Holzblöcke längere Zeit in Alkohol liegen lassen, ehe man schneidet, so diffundiert aus dem Holz Gerbsäure in den Alkohol und beeinträchtigt die Färbbarkeit der Objekte oft in erheblichem Maße. Um dies zu vermeiden, muß man Holzblöcke verwenden, die mehrere Stunden lang in zweiprozentiger Sodalösung ausgekocht sind und außerdem einige Zeit in öfter gewechseltem Alkohol gelegen haben. Statt Holz kann man auch den von den Berliner Elektrizitätswerken erhältlichen Stabilit verwenden, von dem man sich entsprechende Blöcke zurechtsägt und der die Nachteile des Holzes nicht besitzt, aber ziemlich teuer ist. Es ist daher folgende Methode vielleicht noch empfehlenswerter: Man bringe die Objekte mit einer sie gut bedeckenden Schicht dicker Celloidinlösung in ein geräumiges Glasgefäß ohne Hals und lasse durch Lüften des Deckels das Celloidin erstarren. Ist dies soweit geschehen, daß man mit der Fingerspitze eben noch eindrücken kann, so gieße man 70proz. Alkohol auf die Oberfläche und schneide nach einigen Tagen die Objekte heraus. Das überschüssige erstarrte Celloidin kann getrocknet und abermals verwendet werden. Die Blöcke kann man nun in 70proz. Alkohol beliebig lange aufheben. Will man sie schneiden, so trocknet man sie mit einem Tuche sorgfältig ab und klebt sie mit starkem Tischlerleim oder mit Celloidin auf einen (vorher gut getrockneten) Holzklotz. Nimmt man zum Aufkleben Celloidin, so legt man die abgetrockneten Blöcke vorher auf einige Minuten in absoluten Alkohol, drückt sie dann auf den mit möglichst dickem Celloidin bestrichenen Klotz und gießt noch einmal dickes Celloidin darüber. Nach hinreichendem Erstarren muß der Block noch einige Stunden in 70 proz. Alkohol liegen. Noch besser klebt Nelkenöl-Celloidin (3 Volumteile 10 proz. Celloidin-lösung in Ätheralkohol, 1 Teil Nelkenöl); man kann den damit aufgeklebten Block schon nach wenigen Minuten in 70 proz. Alkohol bringen.

Gelatineeinbettung. Vermeidet Schrumpfungen der Ge-webe durch Alkohol und Xylol und ermöglicht Gefrierschnitte und Fettfärbungen. Gute Härtung ist notwendig, am besten in For-malin. Vor der Einbettung mindestens 24 Stunden auswässern. Gelatine wird in der dreifachen Menge 1 proz. Karbolwassers in verschlossenem Gefäß bei Brutwärme gelöst (dicke Lösung). Hier-von wird ein Teil mit der gleichen Menge 1 proz. Karbolwassers ver-dünnt (dünne Lösung). Die Präparate, die nicht dicker als 2—3 mm sein dürfen, kommen erst auf 3—24 Stunden in die dünne, dann ebensolang in die dicke Lösung, und zwar in gut verschlossenen Gefäßen im Brutofen. Dann gießt man die Blöcke wie bei Paraffin-einbettung und bringt den Einbettungsrahmen in den Eisschrank oder auf eine Schale mit eisgekühltem Wasser. Nach ausreichender Erstarrung (½—1 Stunde) nimmt man die Blöcke heraus und läßt sie an der Luft weitertrocknen, bis sie etwa so hart wie Radier-gummi sind (6—8 Stunden). Dann kommt der Block auf 1—2 Tage in 10 proz. Formalinlösung und kann nun in 4 proz. Formalinlösung längere Zeit aufgehoben oder nach kurzem Wässern mit dem Ge-friermikrotom geschnitten werden. Vorsichtiges Gefrierenlassen ist notwendig, da die Gelatine langsamer gefriert als das Gewebe. Will man die Blöcke wie Celloidin schneiden, so wässert man sie gründ-lich aus, klebt sie mit dicker Gelatine oder Tischlerleim auf ein Holzklötzchen und bringt sie erneut für 12—24 Stunden in 10 proz. Formalinlösung.

Da die Gelatine sich bei manchen Farbstoffen mitfärbt und in anderen Fällen das Eindringen der Farben in die Gewebe erschwert, so rät ADRION, die gegossenen und auf Radiergummikonsistenz eingetrockneten Blöcke nicht in Formalin zu härten, sondern sofort auf dem Gefriermikrotom zu schneiden und die Gelatine vor der Färbung wieder zu entfernen. Um brauchbare Schnitte zu bekommen, muß man aber in diesem Falle den Block nach dem ersten Durchfrieren wieder auftauen lassen und dann nochmals zum Gefrieren bringen, ehe man mit dem Schneiden beginnt. Die Gelatine entfernt man durch Einlegen in leicht angesäuertes Wasser (3 bis 4 Tropfen Eisessig auf 20 *ccm*) 1—2 Stunden lang im Brutofen. Leicht zerfallende Schnitte können vorher mit Glyzerineiweiß (siehe S. 25) auf gut gereinigte Objektträger aufgeklebt werden. Vor dem Färben kurzes Auswässern.

Schneiden.

Über das Schneiden nicht eingebetteter Präparate mit Rasiermesser, Doppelmesser und Gefriermikrotom siehe vorher (S. 13/14).

Paraffinschnitte. Die Paraffinblöcke werden mit geschmolzenem Paraffin auf Holzklötze aufgeklebt und diese in die Klammer des Mikrotoms eingespannt. Wenn es nicht darauf ankommt, zahlreiche gleichmäßige und dünne Schnitte zu erhalten, kann man auch den Paraffinblock selbst in die Mikrotomklammer einspannen. Man sorge dafür, daß alle Schrauben, auch die des Mikrotommessers, fest angezogen sind. Man kann das Messer schräg oder quer zur Bahn des Mikrotomschlittens stellen; bei querer Messerstellung schneide man rasch und ruckweise, bei schräger langsam und vorsichtig. Verf. bevorzugt unter allen Umständen die schräge Messerstellung, da sie feinere Schnitte ergibt und stets gelingt, während mit der queren in vielen Fällen überhaupt keine brauchbaren Schnitte zu erhalten sind. Wichtiger ist, auf eine richtige Elevation des Messers zu achten, d. h. die Unterkante des Messerrückens soll um einige Winkelgrade höher verlaufen als die Schneide. Je weicher das Objekt ist und je schräger das Messer zur Bahn steht, um so größer muß der Elevationswinkel sein. Der richtige Winkel muß vorsichtig ausprobiert werden, sofern überhaupt das Mikrotom eine Vorrichtung zur Änderung der Elevation besitzt. Ist das Messer plankonkav geschliffen, so erhält man je nach der Lage des Messers im Halter eine verschiedene Elevation; oft genügt daher schon das einfache Umdrehen des Messers, um gute Schnitte zu erhalten, während das bei der ursprünglichen Lage nicht möglich war. Wenn die Schnitte sich rollen, so schiebe man sie mit einem weichen Pinsel auf die Messerklinge hinauf. Falten sich die Schnitte beim Schneiden oder werden sie zusammengedrückt, so ist das Paraffin zu weich; man schneide im kalten Zimmer oder lege den Block kurz vor dem Schneiden noch einmal auf Eis. Umgekehrt erhält man spröde bröcklige Schnitte bei zu hartem Paraffin. Oft ist da schon durch leichtes Erwärmen (Anhauchen) des Messers Abhilfe zu schaffen; genügt das nicht, so schneide man in der Nähe des Ofens oder mit nahe herangerückter Lampe. Trennt das Messer gar keine oder nur unvollkommene Schnitte vom Block ab, so sind entweder Objekt oder Messer nicht hinreichend befestigt, die Schlittenbahn oder das Messer (Unterseite!) sind beschmutzt oder das Messer ist nicht scharf genug (Scharten). Auch kommt es vor, daß Messer mit dünnem Rücken federnd über das Objekt hinweggleiten ohne zu schneiden, namentlich, wenn sie nicht scharf genug sind und man nur das vorderste Ende des Messers benutzt. Unter Umständen ist auch eine mangelhafte Einbettung am Mißerfolg schuld. Letztere erkennt man daran, daß das Objekt weich und eindrückbar ist oder gar Flüssigkeit austreten läßt. Alsdann ist die Einbettung in umgekehrter Reihenfolge bis zum absoluten Alkohol zu wiederholen und nach gründlicher Entwässerung von neuem einzubetten.

Zum Färben löst man in der Regel das Paraffin im Xylol auf (5 Minuten) und bringt die Schnitte durch absoluten Alkohol (5—10 Minuten) in Wasser. Feinere, wenig zusammenhängende Objekte, die bei dieser Prozedur leiden oder gar zugrundegehen würden, müssen, wie überhaupt alle unter $10\,\mu$ dünnen Schnitte, vor dem Entparaffinieren aufgeklebt werden. Zu diesem Zwecke bringe man die Paraffinschnitte mit der unteren glatten Seite auf 45—50° warmes destilliertes Wasser, auf dem sie sich faltenlos ausbreiten. Das Wasser darf nicht heißer sein, da sich sonst das Paraffin löst und die Gewebe sich verzerren. Aus dem Wasser fange man die Schnitte mit sorgfältig in Ätheralkohol geputzten und mit fettfreiem Tuch getrockneten Objektträgern auf (zweckmäßig läßt man eine Anzahl Objektträger bis kurz vor dem Gebrauch in Ätheralkoholmischung liegen). Das überschüssige Wasser saugt man mit Fließpapier ab, drückt die Schnitte mit mehrfach gefaltetem Leinen vorsichtig an den Objektträger an und bringt den Objektträger auf 5—6 Stunden in den Brutofen. Verwendung von Fließpapier statt des Leinens zum Andrücken ist nicht zu empfehlen, da

Fließpapier leicht Fasern an den Schnitt abgibt, die sich mitfärben und sehr stören. Die Schnitte über einer Flamme an dem Objektträger anzuschmelzen ist gleichfalls nicht ratsam, da die so behandelten Schnitte sich leichter vom Objektträger lösen. Um ein besseres Haften der Schnitte am Objektträger zu ermöglichen, kann man die Objektträger unmittelbar vor dem Gebrauch mit einer möglichst dünnen Schicht von Glyzerineiweiß bestreichen, das auf folgende Weise hergestellt wird: Man schlägt Eiereiweiß zu Schnee, filtriert und setzt das gleiche Quantum Glyzerin hinzu. Das Filtrieren dauert selbst bei einem einzigen Eiereiweiß tagelang, und es ist daher ratsam, das Glyzerineiweiß fertig zu beziehen. Stark alkalische Farblösungen bringen die Schnitte zum Quellen und lösen das Glyzerineiweiß auf; ist es in zu dicker Schicht aufgetragen, so bilden sich im Alkohol Eiweißniederschläge, die sich manchmal mitfärben. Die Eiweißglyzerinmethode ist also nicht unter allen Umständen anzuraten. Aus dem Brutofen kommen die Objektträger zur Lösung des Paraffins in Xylol, von hier weiterhin in absoluten Alkohol und in Wasser. Man tut gut, vor dem Übertragen in Alkohol das überflüssige Xylol von den Objektträgern vorsichtig abzuwischen. Überträgt man zu viel Xylol in den Alkohol, so zeigt sich beim Verbringen der Objektträger in Wasser ein feiner weißer, aus niedergeschlagenem Xylol bestehender Schleier auf den Objektträgern, der durch erneutes Eintragen in xylolfreien absoluten Alkohol beseitigt werden muß. Handelt es sich um sehr zarte Objekte, so bringe man sie nicht aus absolutem Alkohol sofort in Wasser, sondern zunächst in etwa 50proz. Alkohol, damit nicht durch die entstehenden heftigen Diffusionsströme die Objekte leiden.

Will man Serienschnitte anfertigen, so klebt man die Schnitte in der angegebenen Weise der Reihe nach auf numerierte Objektträger auf oder benutzt zum Aufkleben größere Glasplatten, die freilich zum Färben sehr unhandlich sind. Bei solchen größeren Glasplatten macht es Schwierigkeiten, die Schnitte in der richtigen Reihenfolge aus dem Wasser aufzufangen und aufzukleben. Man tut daher besser, eine Schicht warmes Wasser auf die Glasplatte zu gießen und die Schnitte sofort auf diese Wasserschicht zu bringen, wo sie sich ausbreiten und wo man sie mit der Nadel leicht ordnen kann. Das Wasser läßt man nachher vorsichtig abtropfen und behandelt weiter wie oben.

Celloidinschnitte. Hier gilt noch mehr als beim Paraffin die Regel, den das Objekt tragenden Holzblock fest in die Mikrotomklammer einzuspannen und alle Schrauben sorgfältig anzuziehen. Ein tadellos scharfes Messer ist unerläßlich. Man stelle es möglichst schräg, damit es mehr zieht als drückt, und damit die ganze Messerklinge tunlichst ausgenutzt wird. Messer und Objekt sind während des Schneidens fortwährend reichlich mit 70proz. (bei Gelatineeinbettung mit 30proz.) Alkohol zu befeuchten. Ob schnell oder langsam geschnitten werden muß, ist bei jedem Objekt auszuprobieren. Die Schnitte werden mit einem in Alkohol befeuchteten Pinsel von der Messerklinge genommen und in 70proz. Alkohol übertragen, wo sie bis zur Färbung verbleiben.

Celloidin-Serienschnitte. Auch hierfür ist Aufkleben der Schnitte der einfachste Weg, doch existieren für Celloidinschnitte keine so guten Methoden wie für Paraffin.

OLT klebt mit Gelatine auf, die durch Formalin unlöslich gemacht wird. Man löse 10 g Gelatine in 100 ccm Wasser, koche, lasse abkühlen, setze ein Hühnereiweiß zu und koche abermals ½ bis 1 Stunde. Filtrieren, das Filtrat muß klar sein. Zur Vermeidung von Pilzwucherungen setze man 10 ccm 5proz. Karbolsäure zu, und lasse alsdann in weithalsigem Gefäß erstarren. Die Gelatine hält sich in gut verschlossenem Gefäß monatelang. Zum Aufkleben schmelze man ein erbsgroßes Stückchen an der Messerklinge über der Flamme, streiche in dünner Schicht auf gut gereinigte Objektträger aus (die Schicht muß in 10—20 Sekunden trocknen), bringe die Schnitte aus Alkohol darauf und entferne den überschüssigen Alkohol mit Fließpapier. Dann drücke man einen in Formalin getränkten Papierstreifen mittels eines anderen Objektträgers fest an und bringe die so beklebten Objektträger auf 1—2 Stunden in ein verschlossenes Gefäß, auf dessen Boden mit Formalin getränkte Watte liegt.

Das Verfahren hat den Vorzug großer Einfachheit. Doch kleben die Schnitte nicht immer tadellos fest, auch färbt sich die Gelatine durch Karmin und Anilinfarben leicht mit. Für größere Serien benutze man daher lieber das umständlichere.

Verfahren von WEIGERT-OBREGIA. Man übergieße gereinigte Glasplatten mit einer dünnen Schicht (durch vorsichtiges Neigen auf der Platte verteilen, den Rest in die Flasche zurücktropfen lassen) folgender Mischung:

Lösung von gepulvertem Kandiszucker (1 : 1) 300 *ccm*
80 proz. Alkohol . . . . 200 „
Dextrinlösung (1 : 1) . . . . 100 „

und lasse einige Stunden im Brutofen trocknen. Vor dem Schneiden fertigt man sich Streifen von Klosettpapier, deren Breite die der aufzulegenden Schnitte etwa um das Doppelte übertrifft. Der Schnitt wird mit dem Pinsel dicht an die Messerschneide geschoben (zu reichlichen Alkohol absaugen!), ein Papierstreifen unter leichter Anspannung mit seinem linken Ende von oben her auf den Schnitt gelegt und der Schnitt nach links hin, d. h. über die Schneide des Messers hinaus, von der Messerklinge abgezogen. Der folgende Schnitt kommt immer an die rechte Seite des vorhergehenden. Während des Schneidens sind die bereits auf Papierstreifen befindlichen Schnitte dadurch feucht zu erhalten, daß man sie auf alkoholbenetztes Fließpapier legt. Die Streifen legt man (mit den Schnitten nach unten) in der richtigen Reihenfolge auf die vorher präparierten Glasplatten auf, trocknet mit doppelt gelegtem Fließpapier die Platte ab und entfernt die Streifen vorsichtig. Die Schnitte haften fest an der Zucker-Dextrinschicht. Nun gießt man vorsichtig eine dünne Celloidinschicht auf (Celloidin 10, Alkohol, Äther $\overline{aa}$ 100) und bringt die Platte, sobald das Celloidin erstarrt ist, in Wasser, in dem sich die Zuckerschicht löst. Die die Schnitte enthaltende Celloidinhaut hält alle Färbeprozeduren aus.

Sehr einfach kann man verfahren, wenn es sich um bereits durchgefärbte Blöcke handelt. Man befeuchtet Objekt und Messer mit einer Mischung von drei Teilen Origanumöl auf einen Teil absoluten Alkohol und bringt die Schnitte sofort in der gewünschten Reihenfolge auf Objektträger oder Glasplatten, wo sie nach Abtupfen des Öls in Balsam eingeschlossen werden.

Allgemeines über Färbung und Konservierung von Schnittpräparaten.

Obwohl die Färbemethoden eine wesentliche Erleichterung für die mikroskopische Untersuchung abgeben, vergesse man nicht, daß gefärbte Präparate nicht immer der Wirklichkeit genau entsprechen, daß sie vielmehr allerlei Veränderungen erlitten haben, die teils durch die Prozeduren der Härtung und Einbettung, teils durch die Färbung selbst verursacht sind. Man unterlasse daher niemals einen

Vergleich mit dem frischen Präparat, um so weniger, als das frische Präparat manches zeigt, was im gefärbten nicht zur Darstellung kommt.

Man beziehe stets nur gute Farbstoffe (am besten von R. Hollborn, Leipzig[1]), bereite die Lösungen grundsätzlich nur mit destilliertem Wasser und verwende nur peinlich saubere Gefäße; auch beachte man genau die Herstellungsvorschriften der Farblösungen. Kleine Versehen in der einen oder anderen Richtung bedingen oft ein Mißlingen der Färbung. Es ist wünschenswert, jedoch nicht immer notwendig, die Farblösungen vor dem jedesmaligen Gebrauch zu filtrieren, auf alle Fälle aber filtriere man sie von Zeit zu Zeit; wo eine jedesmalige Filtrierung unbedingt erforderlich ist, wird es im folgenden angegeben werden. Einzelne Schnitte färbt man in Uhrschälchen oder Blockschälchen und überträgt sie mit Nadeln aus einer Flüssigkeit in die andere; für aufgeklebte Schnitte bedient man sich zweckmäßig der eingangs (S. 10) erwähnten Glaskästchen. Man sorge dafür, daß die Schnitte gut ausgebreitet in der Farblösung liegen und ganz darin untergetaucht sind, damit die Färbung gleichmäßig ausfällt. Muß man länger als ½ Stunde färben, so sorge man für Bedeckung der Farbschälchen, um Verstaubung und Verdunstung der Farblösungen zu vermeiden. Aufgeklebte Schnitte, Gelatine- und Celloidinschnitte müssen etwas länger gefärbt werden als Gefrierschnitte und nicht aufgeklebte Paraffinschnitte. Nach der Färbung ist in der Regel ein gründliches Auswaschen in Wasser (am besten in destilliertem Wasser) angezeigt, besonders nach der Verwendung von stark wirkenden Reagentien, wie Säuren und Alkalien. Außer den Farblösungen kommen verschiedenartige Differenzierungsmittel zur Verwendung. Das Gebräuchlichste ist der im folgenden mehrfach erwähnte Salzsäurealkohol, eine 1proz. Lösung von offizineller Salzsäure in 70proz. Alkohol.

Die gefärbten und nötigenfalls in Wasser ausgewaschenen Schnitte bedürfen eines Aufhellungsmittels, um mit Vorteil untersucht werden zu können. Dürfen die Präparate nicht mit absolutem Alkohol in Berührung kommen, so wählt man hierzu Glyzerin oder eine konzentrierte Lösung (1:2) von Kalium aceticum in Wasser. Die Schnitte werden aus Wasser mit dem

---

[1] Kronprinzenstraße 21 oder Dr. G. Grübler u. Co., Leipzig, Liebigstr. 1.

Objektträger aufgefangen, das Wasser mit Fließpapier abgetupft und mit dem Glasstab ein Tropfen der genannten Flüssigkeiten aufgesetzt. Will man die Schnitte in diesen Flüssigkeiten konservieren, so müssen die Deckgläser mit Krönigschem Deckglaskitt oder mit Asphaltlack umrandet werden; dringt noch Flüssigkeit an irgend einer Stelle neben dem Lack nach außen, so ist sie sorgfältig mit absolutem Alkohol abzuputzen und der Lacküberzug entsprechend zu verstärken. Unnötig ist das Umranden bei Verwendung von Glyzeringelatine. Sie wird fertig bezogen oder folgendermaßen hergestellt: Man weicht 7 g Gelatine 2 Stunden lang in 42 ccm destilliertem Wasser, setzt 50 g Glyzerin und 1 g Acid. carbolic. liquefact. zu, erwärmt unter Umrühren 10 Minuten und filtriert heiß durch angefeuchtete Glaswolle. Erkalten lassen. Nachdem der Schnitt auf den Objektträger gebracht und das Wasser mit Fließpapier abgezogen ist, bringt man ein Stückchen der Gelatine auf ein Deckglas, schmilzt unter vorsichtigem Erwärmen, dreht das Deckglas rasch um und legt es auf das Präparat. Man kann dann noch das Präparat einige Stunden in ein verschlossenes Glasgefäß bringen, auf dessen Boden man formalingetränkte Watte gelegt hat; die Gelatine wird durch die Formalindämpfe gehärtet und unlöslich.

Durch diese Aufhellungsmittel leiden auf die Dauer die meisten Färbungen. Sofern im folgenden nichts anderes angegeben ist, werden die gefärbten Präparate in 70proz., dann in absolutem Alkohol entwässert (1—2 Minuten, im Alkohol hin und her bewegen) und sodann aufgehellt in Xylol, Origanumöl, Nelkenöl oder Bergamottöl.

Zur Konservierung dient in Xylol gelöster Kanadabalsam. Man bringe die Schnitte aus dem Xylol (oder Öl) mit dem Spatel auf den Objektträger oder fange sie lieber mit dem Objektträger aus dem Xylol auf. Hat der Schnitt im Xylol weiße Wolken abgegeben oder zeigt er, gegen einen dunkeln Untergrund gehalten, weißliche Flecken, so enthält er noch Wasser und muß in absoluten Alkohol zurück. Nachdem das Xylol oder Öl durch vorsichtiges Abtupfen mit Fließpapier entfernt ist, bringe man mit einem Glasstab einen Tropfen (dickflüssigen) Balsam auf den Schnitt, lege ein Deckglas auf, das den Schnitt in ganzer Ausdehnung bedecken muß, und beschwere sodann das Deckglas für ½—1 Stunde mit einem Bleistückchen; sehr geeignet sind hierzu alte Gewehrschosse. Unterläßt man die Belastung der Deckgläser, so liegt der Schnitt nicht glatt dem Objektträger an und beherbergt öfter kleine Luftbläschen, beides für die Untersuchung sehr störende Umstände. Celloidinschnitte können nicht auf diese Weise konserviert werden, da absoluter Alkohol das Celloidin in wenigen Minuten löst. Man entwässert daher in 96proz. Alkohol und hellt auf in Karbolxylol (Xylol 3, kristallisierte Karbolsäure 1), das das noch vorhandene Wasser aufnimmt. Zu beachten ist jedoch, daß die Schnitte oft schon bei kurzem Aufenthalt in Karbolxylol sich runzeln und daß die meisten Anilinfarben durch das Karbol ausgezogen werden. Man kann, um diesen Mißstand zu vermeiden, Origanumöl verwenden, das ebenfalls weniger gegen Wasser empfindlich ist als reines Xylol. Will man das Celloidin auflösen, so benutze man Nelkenöl, das übrigens gleichfalls die Anilinfarbstoffe angreift. Bei osmierten (z. B. nach Flemming gehärteten) Präparaten ist Xylol ganz zu vermeiden. Man nehme eines der genannten Öle und konserviere in xylolfreiem, in der Wärme gelöstem Kanadabalsam.

Kernfärbungen.

Hämatoxylin nach Böhmer.

10 proz. Lösung von Hämatoxylin in absolutem Alkohol . . . . . 10 *ccm*
10 proz. Lösung von Alaun im warmen destillierten Wasser (nach
    Erkalten filtriert) . . . . 200 „

Die Lösung muß mindestens acht Tage in einem weithalsigen Gefäß, am besten in einer flachen Schale, unter Luftzutritt reifen, ehe sie zum Färben verwandt wird; nach dem Reifen filtrieren. Die Färbung ist bei jeder beliebigen Fixierung anwendbar. Man färbe 2—10 Minuten und bringe die Schnitte sodann in Brunnenwasser, in dem sie infolge seiner natürlichen Alkaleszenz in 5—20 Minuten eine blaue Farbe annehmen. Ist das Wasser nur wenig alkalisch, so kann man die Bläuung durch Zusatz von Spuren eines Alkali (am besten ein paar Tropfen verdünnter Ammoniaklösung) beschleunigen. Das zur Differenzierung in der Färbetechnik vielfach verwandte Lithium carbonicum ist für diesen Zweck nicht zu empfehlen, da sich bei seiner Anwendung in den Schnitten leicht kleine Kristallniederschläge bilden. Auch durch Verwendung leicht angewärmten Brunnenwassers (Leitungswassers) kann die Bläuung beschleunigt werden.

Die Farblösung ist monatelang haltbar und kann immer

wieder benutzt werden, sie wird mit dem Alter immer besser. Alte Lösungen färben oft momentan. Wird das Protoplasma (oder das Celloidin) zu stark mitgefärbt, so kann man dem durch kurzes Abspülen in Salzsäurealkohol unmittelbar nach der Färbung vor dem Verbringen in Wasser leicht abhelfen.

Hämatoxylin nach Ehrlich.

Lösung I: Hämatoxylin . . . . . . 2 *g*
Absoluter Alkohol. . . . 60 *ccm*

Lösung II: Konzentrierte Lösung von Alaun in Glyzerin und destilliertem Wasser aa 60 *ccm* unter Zusatz von 3 *ccm* Eisessig. Beide Lösungen werden gemischt und müssen ebenso wie das Böhmersche Hämatoxylin vor dem Gebrauch mindestens acht Tage unter Luftzutritt reifen; filtrieren. Die Farblösung wird genau wie die vorige benutzt; sie färbt noch stärker. Differenzierung in Salzsäurealkohol (v o r dem Einlegen der Schnitte in Wasser) ist gewöhnlich notwendig.

Hämatoxylin nach Weigert.

Lösung I: 1 proz. Hämatoxylinlösung in 96 proz. Alkohol.

Lösung II:

Liquor ferri sesquichlorati 4 *ccm*
Destilliertes Wasser . . . 95 „
Offizinelle Salzsäure . . . 1 „

Unmittelbar vor dem Gebrauch mischt man gleiche Teile beider Lösungen. Die Lösung wird schwarz und hält sich höchstens 1—2 Stunden. Sie färbt fast momentan, nachher Auswaschen in Brunnenwasser. Besonders geeignet zur Kombination mit der van Giesonschen Methode.

Alaunkarmin. 1 *g* Karmin wird in 100 *ccm* einer kochenden 5 proz. Alaunlösung aufgelöst; nach dem Erkalten filtrieren. Da die Lösung leicht schimmelt, so setze man ½ *ccm* flüssige Karbolsäure hinzu.

Härtung beliebig. Färbung 20 Minuten oder länger, dann gründliches Auswaschen.

Lithionkarmin. 2,5—5 *g* Karmin werden in 100 *ccm* kaltgesättigter Lösung von Lithium carbonicum gelöst. Aufkochen, filtrieren.

Härtung beliebig, am besten gelingt die Färbung bei Alkoholhärtung, schlechter bei Härtung in chromsauren Salzen. Man färbt ½—15 Minuten (infolge der verschiedenen Qualität der käuflichen Karminsorten färben die Lösungen sehr ungleich stark). Aus dem Karmin kommen die Schnitte zum Differenzieren in Salzsäurealkohol, bis die Kerne sich scharf von dem blaßroten Protoplasma abheben (einige Sekunden bis mehrere Stunden). Gründliches Auswässern in Leitungswasser 1—2 Stunden.

Saffranin. Man verwendet eine konzentrierte wässerige oder eine zur Hälfte mit Wasser verdünnte konzentrierte alkoholische Lösung (jedesmal vor dem Gebrauch erst verdünnen) und färbt 24 Stunden in einer bedeckten Schale. Nach Abspülen in Wasser differenziert man in 70 proz. Alkohol, dem man ein wenig Salzsäurealkohol zusetzen kann. Die Färbung ist bei jeder Härtung anwendbar, auch nach Härtung in Flemmingscher Lösung, bei der alle übrigen Kernfärbungen mehr oder weniger versagen.

Methylenblau und Vesuvin (Bismarckbraun) verwendet man in 1 proz. wässeriger Lösung, der auf je 100 *ccm* 25 *ccm* absoluter Alkohol zugesetzt sind. Färbung 5—10 Min., Differenzieren in 70 proz. Alkohol. Vesuvin färbt auch die Kerne in konzentrierter alkoholischer Lösung (was die anderen aufgezählten Farben nicht oder nur mangelhaft tun); der Farbstoff ist daher wichtig für solche Objekte, die mit Wasser nicht in Berührung kommen dürfen.

Durchfärbung ganzer Stücke.

Das Durchfärben ganzer Stücke ist nur dann angebracht, wenn man eine große Zahl von Schnitten braucht und sicher ist, keine anderweitigen Färbungen anwenden zu müssen. Die durchzufärbenden Stücke müssen gut fixiert und gehärtet und dürfen nur 3—6 *mm* dick sein, damit die Farblösung gehörig eindringt. Einwirkungsdauer je nach Dicke der Stücke und Art der Farblösungen 2—6 Tage. Nach der Färbung sind die Stücke so lange in öfter zu wechselndem destilliertem Wasser auszuwaschen, bis sie keine Farbstoffwolken mehr abgeben.

Empfehlenswert ist die oben erwähnte alkoholische Vesuvinlösung, ferner eine Mischung von 4 Teilen Alaunkarmin mit 1 Teil 96 proz. Alkohol (filtrieren). Schridde empfiehlt folgende Karminlösung: 5 *g* Kalialaun werden unter Erwärmen in 100 *ccm* Wasser gelöst; erkalten lassen, filtrieren. Hierzu 1 *g* Karmin, einige Minuten kochen, erkalten lassen, filtrieren. Mit dieser Lösung ist auch gleichzeitige Färbung und Fixierung möglich, indem man die Stücke 3—4 Tage lang bei 37⁰ in einem Gemisch von 9 Teilen Schriddes Alaunkarmin auf 1 Teil Formalin härtet. Alsdann werden die Stücke 24 Stunden in fließendem Wasser ausgewaschen und kommen weiterhin auf 12 Stunden in eine Mischung aus 200 Teilen 75 proz. Alkohol und 1 Teil 25 proz. Ammoniaklösung. Hierauf Nachhärtung in Alkohol und Einbettung in Paraffin.

Darstellung von Kernstrukturen und Kernteilungsfiguren.

Vorbedingung ist Härtung in möglichst lebenswarmem Zustande. Am empfehlenswertesten sind Flemmingsche Lösung und Sublimatgemische, fast ebenso gut ist Orthsche Lösung. Färbung mit Saffranin, Methylviolett, Karbolfuchsin (s. S. 67, Färbung 10—20 Minuten in der Kälte, Weiterbehandlung wie beim Saffranin), ferner mit ′

Heidenhains Eisenalaunhämatoxylinfärbung.

1. Sublimathärtung vorzuziehen. Die Schnitte werden ½—2 Stunden in einer 1,5 proz. Lösung von schwefelsaurem (violettem!) Eisenammoniakoxyd gebeizt.

2. Abspülen in Wasser, Färben in 0,5 proz. wässeriger Hämatoxylinlösung ½—12 Stunden.

3. Abspülen in Leitungswasser, Differenzieren in der anfänglich genannten Eisenalaunlösung, bis die tiefschwarzen Schnitte sich aufgehellt haben und schwarzblau bis blau geworden sind.

4. Abermaliges Abspülen in Wasser.

Kerne und Polkörperchen schwarz, achromatische Spindeln und Zellgrenzen grau. Die Färbung läßt sich mit Vorteil mit der van Giesonschen Methode (siehe diese) kombinieren.

Protoplasmafärbungen.

In Verbindung mit Hämatoxylin wird in der Regel das Eosin, bei Karminfärbungen die Pikrinsäure zur Tinktion des Protoplasmas angewandt, beide am besten in verdünnter alkoholischer Lösung. Man gebe von einer konzentrierten alkoholischen Lösung

eines der beiden Stoffe tropfenweise in 96 proz. Alkohol, bis derselbe
eine rosarote bzw. hellgelbe Farbe angenommen hat. Auf die Fixierung kommt wenig an; am besten sind Formalin, Orthsche
Lösung und Sublimatgemische. Die mit Hämatoxylin bzw. Karmin
gefärbten Schnitte kommen vor dem Entwässern 1—3 Minuten
in die entsprechende Lösung. Dann Auswaschen in Leitungswasser,
in dem man die Schnitte so lange liegen läßt, bis die gewünschte
Differenzierung erreicht ist (je nach Intensität der Färbung 5 Min.
bis 1 Stunde). Man kann durch richtige Differenzierung erreichen,
daß das Bindegewebe (namentlich beim Eosin) fast farblos wird,
während rote Blutkörperchen, eosinophile Zellen, Muskelfasern,
osteoides Gewebe, Hyalin und Kolloid lebhaft gefärbt bleiben. In
Alkohol lasse man alsdann die Schnitte nur möglichst kurz, da er
die Farbe noch weiter auszieht, und zwar besonders stark dann,
wenn die Schnitte vor Einlegen in Eosin oder Pikrinsäure in künst-
lich alkalisiertem Wasser gelegen hatten. War dies der Fall, so
wasche man die Schnitte vor Einbringen in die Protoplasmafarben
in mehrfach gewechseltem, destilliertem Wasser gründlich aus,
sofern man auf die beschriebene Differenzierung Wert legt. Eine
lebhafte Färbung der roten Blutkörperchen und Muskelfasern kann
man auch dadurch erzielen, daß man nicht die eben beschriebenen
alkoholischen Lösungen verwendet, sondern die Schnitte nach dem
Entwässern längere Zeit ($\frac{1}{2}$—1 Stunde) in Xylol oder Bergamottöl
liegen läßt, in dem man eine Spur Eosin bzw. Pikrinsäure aufgelöst hat.

Van Gieson sche Färbung. Härtung beliebig.

1. Färbung der Schnitte mit Weigertschem Hämatoxylin oder
Überfärbung (20 Minuten) mit einer anderen Hämatoxylinlösung.

2. Auswaschen in Leitungswasser.

3. Färben $\frac{1}{2}$—1 Minute in konzentrierter wässeriger Pikrinsäurelösung, der man so viel konzentrierte wässerige Säurefuchsinlösung zugesetzt hat, daß eine dunkle Portweinfarbe entsteht.
(Ein Tropfen des Gemisches, auf Fließpapier gebracht, muß nach
$\frac{1}{2}$ Minute einen braunen Fleck mit rotem Ring erzeugen.)

4. Auswaschen in Leitungswasser, bis der gelbe Farbton in
einen bräunlichen umschlägt (etwa $\frac{1}{2}$ Min.), entwässern in absolutem Alkohol (nicht zu lange!).

Die Kerne sind bei Anwendung von Weigerts Hämatoxylin
blauschwarz, bei anderen Hämatoxylinlösungen braun bis blau-

bräunlich. Muskelfasern, elastische Fasern und rote Blutkörperchen sind gelb, bei Verwendung von Weigerts Hämatoxylin auch die Neuroglia, ferner Amyloid. Bindegewebe und Hyalin sind rot, die Neuroglia bei Verwendung von Böhmerschem oder Ehrlichschem Hämatoxylin rot bis gelblichrot. Die roten Farbtöne bleichen mit der Zeit aus; am längsten halten sie sich bei Alkoholhärtung.

Darstellung von Protoplasmastrukturen.

ALTMANNsche Zellgranula. 1. Fixierung möglichst rasch nach dem Tode in Altmannschem Gemisch.

2. Mehrstündiges Auswaschen in fließendem Wasser, Nachhärten in Alkohol, Einbetten in Paraffin mit Chloroform unter Lichtabschluß.

3. Färbung der ohne Glyzerineiweiß aufgeklebten, möglichst dünnen Schnitte unter Erwärmen (bis zur Dampfentwicklung) in folgender Lösung:

<pre>
Anilinwasser. 100
Säurefuchsin. 20
</pre>

(Bereitung des Anilinwassers vgl. bei der Gramschen und der Weigertschen Fibrinfärbemethode S. 66, bzw. S. 40.)

4. Nach dem Erkalten Abspülen mit einer Mischung von 1 Teil konzentrierter alkoholischer Pikrinsäurelösung auf 20 Teile Wasser.

5. Nochmaliges Aufgießen der Pikrinlösung und vorsichtiges Erwärmen derselben auf etwa 42^0 40—60 Sekunden lang.

6. Möglichst kurzes Entwässern in absolutem Alkohol, Einschluß in neutralen Balsam, Zellgranula tiefrot (bzw. durch Osmium geschwärzt), übriges Zellprotoplasma hellgelb, Kerne farblos.

Oxydasereaktion zum Nachweis oxydierender Fermente in Zellgranulis.

1. Formalinhärtung, Gefrierschnitte.

2. Einlegen einige Minuten in folgende Lösung: 1 g α-Naphthol wird in 100 ccm destilliertem Wasser gekocht, so daß es schmilzt. Tropfenweises Zufügen reiner Kalilauge, bis sich alles Naphthol gelöst hat (etwa 1 ccm). Erkalten lassen.

3. Übertragen für einige Minuten in eine 1 proz. wässerige (mindestens 12 Stunden alte, vor dem Gebrauch filtrierte) Lösung von Dimethyl-p-Phenylendiamin. Schnitte hin und her bewegen. (Beide Lösungen halten sich nur 8—10 Tage.)

4. Abspülen und Untersuchen in destilliertem Wasser.

Oxydasegranula dunkelblau bis schwarzblau. Die Färbung ist nur einige Stunden haltbar. Will man Dauerpräparate anfertigen, so muß man die Schnitte in beiden Lösungen 10—15 Minuten (in älteren Lösungen noch länger) liegen lassen. Dann abspülen in destilliertem Wasser.

5. Verdünnte Lugolsche Lösung (1 : 2 Teile Aq. dest.) 2 bis 3 Stunden.

6. Einlegen in destilliertes Wasser, dem man auf je 10 *ccm* je 5 Tropfen gesättigte Lösung von Lithium carbonicum zugesetzt hat, bis die in der Jodlösung gebräunten Granula wieder blau werden (10 Min. bis 24 Stunden).

7. Eventuell Kernfärbung mit wässerigen Lösungen von Karmin, Hämatoxylin usw.

8. Abspülen in Wasser, Einschluß in Glyzeringelatine.

Polychromes Methylenblau (nach Unna). 1. Härtung in Alkohol oder Azeton (andere Härtungen sind dem guten Ausfall der Färbung mehr oder weniger hinderlich).

2. Färben in der von Hollborn-Leipzig fertig zu beziehenden Farblösung ½—12 Stunden.

3. Abspülen in destilliertem Wasser.

4. Differenzieren in Unnas Glyzerinäthergemisch (gleichfalls von Hollborn-Leipzig zu beziehen) 1—10 Minuten, bis der Schnitt hellblau geworden ist. Das Glyzerinäthergemisch wird zweckmäßig um das Zwei- oder Dreifache mit destilliertem Wasser verdünnt, damit die Differenzierung besser zu kontrollieren ist.

5. Gründliches Auswaschen in destilliertem Wasser.

6. Möglichst kurzes Entwässern in Alkohol oder besser in Azeton.

Zellkerne blaßblau, Plasmazellengranula dunkelblau, Mastzellengranula, Schleim und Amyloid rot. Die Plasmazellen sind ferner gut darstellbar durch die

Pyronin-Methylgrünfärbung. 1. Härtung in absolutem Alkohol, weniger gut in Formalin, Färben 10 Minuten in folgendem Gemisch:

Methylgrün	0,15
Pyronin	0,25
Alkohol	2,5
Glyzerin	20,0
0,5 proz. Karbolwasser . .	100,0

Die Lösung ist öfter frisch zu bereiten oder fertig zu beziehen.

2. Kurzes Differenzieren und Entwässern in Alkohol.

Kerne grün, Protoplasma der Plasmazellen leuchtend rot.

Vitale und supravitale Färbung. Zum Studium der Zellgranula am überlebenden Objekt untersuche man in einer Lösung von Neutralrot 0,1 oder Methylenblau 0,01—01 auf 100 physiologische Kochsalzlösung. Entweder fertigt man von der Lösung, in der die zu untersuchenden Zellen oder Zellkomplexe suspendiert sind, einen hängenden Tropfen (s. S. 13) oder man benutzt dünne (sterilisierte) Hollundermarkplättchen (mit dem Mikrotom selbst anzufertigen oder von R. Jung in Heidelberg zu beziehen), die man mit einem ebenso gefertigten Tropfen beschickt und wie beim hängenden Tropfen auf die Unterseite des Deckglases über einen hohlgeschliffenen Objektträger bringt. Eventuell ist ein heizbarer Objekttisch zu verwenden. In lebenden Zellen färben sich nur die Granula; Kernfärbung zeigt den Tod der Zelle an. Neutralrot wird bei alkalischer Reaktion gelb. Will man vital gefärbte Zellen fixieren, so streicht man den Tropfen wie bei Anfertigung eines Blutpräparates (s. d.) auf den Objektträger aus und legt diesen auf ein Drahtgestell oder auf Holzklötze in ein zu verschließendes Gefäß, auf dessen Boden man etwas konzentriertes Formalin gegossen hat (12 Stunden). Weiterbehandeln wie aufgeklebte Schnittpräparate.

Bindegewebsfärbungen.

1. Kollagene Fasern. Färben sich nach van Gieson rot. Elektive Färbungen sind die von BIELSCHOWSKY (vgl. Methoden der Achsenzylinderfärbung beim Nervengewebe S. 56; unter Nr. 5 destilliertes Wasser, nicht Essigsäure!) und die von

MALLORY. 1. Fixieren in Sublimat oder Zenkerscher Lösung.

2. Gefrierschnitte oder Paraffineinbettung.

3. Färben in 0,1 proz. wässeriger Säurefuchsinlösung 1—3 Min.

4. Abspülen in Wasser.

5. Übertragen mit Glasnadeln in 1 proz. wässeriger Phosphormolybdänsäurelösung, 1 Min.

6. Abspülen in zweimal zu wechselndem Wasser.

7. Färben 2—20 Minuten in folgender Lösung:

<pre>
Wasserlösliches Anilinblau (Hollborn) . .   0,5
Orange G (Hollborn)   2,0
Oxalsäure   2,0
Wasser   100,0
</pre>

8. Abspülen in Wasser. Differenzieren in 95 proz. Alkohol. Kollagene Fasern tiefblau, oft die feinsten Fäserchen überraschend deutlich sichtbar; blau sind ferner Amyloid, Schleim und Hyalin. Kerne und Protoplasma, Fibrin, elastische Fasern, Achsenzylinder, Neuroglia und Hornsubstanzen sollen rot, Muskelfasern orange, Erythrozyten und Markscheiden gelb sein. Die Färbbarkeit aller dieser Teile ist jedoch ziemlich launisch.

2. Elastische Fasern. Härtung beliebig. Die von WEIGERT angegebene Farblösung wird folgendermaßen bereitet:

Eine Lösung von 2 *g* Fuchsin und 4 *g* Resorzin in 200 *ccm* Wasser bringt man in einer Porzellanschale zum Kochen und setzt während des Siedens unter Umrühren 25 *ccm* Liquor ferri sesquichlorati hinzu. Unter fortwährendem Umrühren läßt man noch 2—5 Min. kochen. Nach dem Erkalten filtrieren. Den auf dem Filter sich sammelnden, schwarzblauen Niederschlag wäscht man mit einigen 100 *ccm* destilliertem Wasser und läßt ihn alsdann trocknen. Das Filter mit dem anhaftenden Niederschlag bringt man nunmehr in die inzwischen getrocknete Schale, in der vorher die Mischung gekocht worden war, gießt 200 *ccm* 93 proz. Alkohol auf und kocht einige Minuten unter beständigem Umrühren, wobei man das Filtrierpapier herausfischt. Alsdann läßt man Erkalten, filtriert, füllt mit Alkohol wieder auf 200 *ccm* auf und setzt 4 *ccm* Salzsäure hinzu. Die Lösung ist auch fertig von Hollborn zu beziehen und ist 6—8 Wochen lang brauchbar. Ältere Lösungen färben auch das kollagene Gewebe mehr oder weniger stark mit.

Man färbt 15—20 Minuten (frische Lösungen färben nicht so rasch wie ältere) und differenziert in 96 proz., noch besser in absolutem Alkohol (10 Min. bis einige Stunden). Eine sehr schöne Färbung auch der feinsten Fasern erhält man, wenn man 5 *ccm* der Weigertschen Lösung mit 100 *ccm* Salzsäurealkohol mischt und die Schnitte hierin 12—24 Stunden liegen läßt.

Die elastischen Fasern sind schwarzblau gefärbt; Knorpel färbt sich in der Regel mit. Eine Kernfärbung mit Karmin kann man vorausschicken oder nachfolgen lassen. Auch eine Nachfärbung nach der van Giesonschen Methode ist empfehlenswert.

Nimmt man statt des Fuchsins bei Bereitung der Farblösung Saffranin bzw. Vesuvin, so erhält man eine Lösung, die die elastischen Fasern rot bzw. braun färbt, und von denen besonders die rote zur Kombination mit Hämatoxylinfärbungen geeignet ist.

(In frischem Zustande untersucht man auf elastische Fasern durch Zusatz von Natronlauge; die elastischen Fasern bleiben erhalten, während die kollagenen sich lösen.)

Untersuchungsmethoden für pathologische Produkte.

1. Fibrin.

In frischem Zustande zu untersuchen in Zupfpräparaten.

Nach der VAN GIESONschen Methode färbt sich Fibrin gelb. Eine elektive Färbung ist die von WEIGERT. Sie gelingt gut bei Alkoholhärtung, weniger gut bei Formalinhärtung. Ist eine Fixierung in chromsauren Salzen vorausgegangen, so gelingt die Färbung ohne weiteres nicht. Meist lassen sich aber noch gute Resultate erzielen, wenn man die Schnitte vor der Färbung folgendem Verfahren unterwirft: Einlegen auf 2—3 Min. in eine $1/_4$ proz. Kaliumpermanganatlösung, Übertragen in eine Lösung von Oxalsäure 1, Kalium oder Natrium sulfuros. 1, Aq. dest. 200 unter Hin- und Herbewegen, bis die Braunfärbung wieder verschwunden ist; alsdann gründliches Auswaschen in Wasser.

Gefrier- oder Paraffinschnitte (Celloidin färbt sich mit und muß vorher entfernt werden).

Man färbt mit Anilinwassermethyl- oder Gentianaviolett, das auf folgende Weise bereitet wird: 10 *ccm* Anilinöl werden mit 100 *ccm* Wasser mehrere Minuten sehr gründlich geschüttelt; dann läßt man 10—20 Minuten absetzen und filtriert durch ein gut mit Wasser angefeuchtetes Filter. Zu 90 *ccm* des klaren Filtrates, das keine Öltröpfchen mehr enthalten darf, setzt man 10 *ccm* konzentrierter alkoholischer Gentianaviolettlösung. Die Mischung, die sich nur etwa acht Tage hält, ist vor dem jedesmaligen Gebrauch zu filtrieren.

Ebenso gut ist folgende Lösung:

Gesättigte alkohol. Methyl- oder Gentianaviolettlösung . 25
5 proz. Formalinlösung 75

Vor dem Gebrauch filtrieren.

Die Mischung ist in gut verschlossener Flasche mehrere Wochen lang haltbar und hat außerdem den Vorzug, daß mit ihr die Färbung an Formalin-Gefrierschnitten gut gelingt, was mit Anilinwassermethylviolett nicht immer der Fall ist.

1. Die mit Karmin vorgefärbten Schnitte werden 5—10 Min. in der Farblösung gefärbt, hierauf in Wasser abgespült. Sind die Schnitte nicht bereits aufgeklebt, so fange man sie jetzt aus dem Wasser mit dem Objektträger auf und drücke sie mit einer vierfachen Lage Fließpapier vorsichtig an.

2. Aufgießen von Jodjodkaliumlösung (Jod 1, Jodkalium 2, Wasser 300), 1 Min.

3. Abgießen der Lösung und Abtrocknen mit Fließpapier.

4. Differenzieren in Anilinxylol (Anilin 2, Xylol 1), bis keine blauen Farbstoffwolken mehr abgegeben werden (man tut gut, die Differenzierung unter dem Mikroskop von Zeit zu Zeit zu kontrollieren).

5. Gründliches Auswaschen in mehrmals zu wechselndem Xylol. Wird das Anilin nicht gründlich durch Auswaschen mit Xylol entfernt, so färbt sich später allmählich der Balsam braun und das Fibrin entfärbt sich.

Das Fibrin ist dunkelblau gefärbt, ferner Schleim, Hornsubstanzen und grampositive Bakterien. Sehr oft bleiben auch kollagene Fasern und Knorpel teilweise gefärbt.

2. Schleim.

Bei Zusatz von 4—5 proz. Essigsäure zu frischen Präparaten tritt im Schleim eine körnige und fädige Gerinnung auf (Unterschied von Pseudomuzin).

Für die Färbeverfahren empfiehlt sich am meisten Alkoholhärtung, auch Sublimat- und Formalinhärtung geben gute Resultate. Einbetten in Paraffin ist anzuraten, da das Celloidin sich meistens mitfärbt. Die Weigertsche Fibrinmethode färbt Schleim bei Alkohol- oder Formalinfixierung dunkelblau. Mit polychromem Methylenblau (s. S. 37) oder mit halbgesättigter wässeriger Thionin- oder Kresylviolettlösung färbt sich Schleim rot bis rotviolett. Die Färbung tritt am schönsten hervor, wenn man die Schnitte nach Abspülen in destilliertem Wasser in einer gesättigten Lösung von Kalium aceticum (1 : 2) untersucht; Alkoholbehandlung schädigt den roten Farbenton, etwas weniger Behandlung mit Azeton.

Eine gute Färbung erhält man auch mit Mucikarmin, das am besten fertig von Hollborn-Leipzig zu beziehen ist. Die käufliche Lösung wird unmittelbar vor dem Gebrauch mit Brunnenwasser zehnfach verdünnt. Färbedauer 5—10 Minuten, Abspülen in Wasser.

Das Mucikarmin soll nur den Schleim (rot) färben; färbt es auch die Kerne, so enthält es freie Säure, die man vorsichtig durch tropfenweisen Zusatz einer dünnen Sodalösung neutralisieren muß. Eine Kernfärbung mit Hämatoxylin kann man vorausschicken.

3. Amyloid.

Ist in frischem Zustande an seiner glänzenden Beschaffenheit und seiner ziemlich großen Resistenz gegen dünne Säuren und Laugen kenntlich. Die älteste Farbreaktion ist die mit Jod-jodkaliumlösung, die das Amyloid mahagonibraun, das übrige Gewebe gelb färbt; ein geringer Zusatz von Essigsäure begünstigt den Eintritt der Reaktion. Die Reaktion ist auch an gehärteten Präparaten ausführbar (nicht zu dünne Schnitte nehmen!), aber meist nicht länger als einige Stunden haltbar.

Jodschwefelsäurereaktion. Die Schnitte (Doppelmesser-schnitte oder Gefrierschnitte) werden mit stark verdünnter (wein-gelber) Jodjodkaliumlösung mehrere Minuten behandelt, alsdann läßt man vom Rande des Deckglases einen Tropfen konzentrierte Schwefelsäure zufließen. Das Amyloid wird blau oder violett, die Färbung ist gleichfalls nicht haltbar.

Methylviolettreaktion. 1. Färben 2—5 Minuten in 1 proz. wässeriger Methylviolett- oder Gentianaviolettlösung.

2. Abspülen in 2 proz. Essigsäure 2—3 Minuten.

3. Gründliches Auswaschen in destilliertem Wasser.

4. Untersuchen in gesättigter wässeriger Lösung von Kalium aceticum (nicht in Glyzerin, das die rote Farbe auszieht!).

Amyloid rot, übriges Gewebe blau. Die Präparate sind haltbar; sie müssen zur Konservierung mit Lack umrandet werden.

Dauerpräparate von gehärtetem Material lassen sich auch mit polychromem Methylenblau herstellen. Am günstigsten ist Formalinhärtung. Besser als Differenzierung in Glyzerinäther ist nach SCHMORL Differenzierung in ½ proz. Essigsäure 10—20 Sekunden und alsdann in halbgesättigter Alaunlösung 2—5 Minuten. Aus dieser kommen die Präparate sofort in absoluten Alkohol. Amyloid rot. Bei Anwendung der van Gieson schen Methode wird Amyloid gelb, mit Sudan oder Fettponceau rosa.

Die Corpora amylacea geben zum Teil die charakteristische Amyloidreaktion mit Jod und den genannten Anilinfarben. Ein anderer Teil verhält sich bezüglich der Farbreaktion wie hyaline Substanzen. Mitunter sind die Corpora amylacea auch mit Kernfarbstoffen (Hämatoxylin, Karmin) gut tingierbar.

4. Hyalin und Kolloid.

Lösen sich nicht in schwachen Säuren und Laugen, dagegen wohl in starken.

Härtung beliebig, am besten in Alkohol. Färben sich stark mit allen sauren Anilinfarben. Mit der Weigert schen Fibrinmethode sind sie in der Regel gut darstellbar. Mit der van Gieson schen Methode wird Hyalin rot, Kolloid hingegen gelb bis orangerot; doch ist dieser Unterschied kein absolut sicherer und maßgebender.

5. Hornsubstanzen.

In frischem Zustande stark lichtbrechend und gleichfalls ziemlich resistent gegen dünne Säuren und Laugen.

Härtung beliebig, am besten in Formalin oder Alkohol. Nach der van Gieson schen Methode wird Horn gelb, mit der Gram schen oder der Weigert schen Fibrinmethode läßt es sich blau färben. Die blaue Farbe haftet am Horn sehr fest und wird (im Gegensatz zu Fibrin u. a. Substanzen) auch durch eine kurze Behandlung mit Salzsäurealkohol nicht ausgezogen. Eine Rotfärbung kann man erzielen, wenn man Formalinpräparate mit der Mallory schen Bindegewebsfärbemethode behandelt.

6. Glykogen.

Ist in Wasser leicht löslich und diffundiert nach dem Tode ziemlich rasch. An frischen Präparaten gelingt indessen zuweilen der Nachweis in Doppelmesserschnitten (mit trockenem Messer schneiden), wenn man die Schnitte in Jodgummi (1 Teil Jodjodkaliumlösung, 100 Teile Gummischleim) einschließt und untersucht. Das Glykogen färbt sich braun.

Besser ist möglichst baldige Härtung kleiner (mit trockenem

Messer herausgeschnittener) Stücke in absolutem Alkohol, Celloidineinbettung (nicht Paraffin!).

LANGHANSsche Methode: Färben 5—10 Minuten in Jodjodkaliumlösung, Entwässern in einem Gemisch von 1 Teil Jodtinktur auf 4 Teile absolutem Alkohol. Glykogen braun. Die Präparate sind nur wenige Monate haltbar.

Nach LUBARSCH kann man auch die Weigertsche Fibrinfärbemethode benutzen, wenn man recht konzentriertes Anilinwassergentianaviolett benutzt (20 proz. statt 10 proz. Zusatz von alkoholischer Gentianaviolettlösung zum Anilinwasser). Das Glykogen wird dunkelblau.

Die schönsten Bilder gibt die Methode von BEST. Man gebraucht dazu folgende Kaliumkarminlösung:

```
Karmin . . . . . . . . . . . . . . . . . 2
Kalium carbonicum . . . . . . . . . . . 1
Chlorkalium (nicht chlorsaures Kali) . . . 5
Destilliertes Wasser . . . . . . . . . . . 60
```

Einige Minuten kochen (Vorsicht wegen des Überschäumens); nach dem Erkalten 20 *ccm* Liquor Ammonii caustici zusetzen. Die Lösung ist vor dem Gebrauche zu filtrieren und hält sich in gut verschlossener Flasche im Winter zwei Monate, im Sommer drei Wochen.

1. Vorfärben mit BÖHMERschem Hämatoxylin.
2. Färben fünf Minuten in folgender Mischung:

```
Kaliumkarminlösung . . . . . 2
Liquor ammoni caustici . . . 3
Methylalkohol . . . . . . . . 3
```

(Die Mischung hält sich in verschlossener Flasche nur wenige Tage.)

3. Differenzieren in:

```
Alkohol absolutus . . . . . 80
Methylalkohol . . . . . . . 40
Destilliertes Wasser . . . . 100
```

unter mehrmaligem Wechseln, bis die Flüssigkeit klar bleibt.

4. Entwässern in 96 proz. Alkohol.

Nach der Karminfärbung dürfen die Schnitte nicht mit Wasser in Berührung kommen, da das Karmin sonst sofort in das Wasser diffundiert.

Glykogen rot, Kerne blau. Hellrot färben sich außerdem derbes

Bindegewebe, die Sekretionszellen des Magens, Corpora amylacea; etwas stärker färbt sich osteoides Gewebe vor der Verkalkung.

7. Fett und fettähnliche Substanzen.

In frischen Präparaten wird Fett durch Zusatz von Natronlauge nachgewiesen, die das Fett nicht verändert; ebenso verhalten sich viele fettähnliche Substanzen, insbesondere die fettsauren Cholesterinester.

Beim Nachweis von Fett in gehärteten Präparaten ist die Behandlung mit fettlösenden Substanzen (absol. Alkohol, Äther, Xylol, Chloroform) zu vermeiden. Es kommen also nur Gefrierschnitte (eventuell Gelatineeinbettung) und Einschluß in Glyzerin in Betracht. Nur nach Härtung in Osmiumgemischen, die das Fett schwärzen und wenig löslich machen, vertragen die Objekte eine (nicht zu lange) Behandlung mit absolutem Alkohol und Chloroform (nicht Äther oder Xylol; auch ist beim Einschluß dieser Schnitte xylolfreier Kanadabalsam zu verwenden).

Fettfärbungen:

1. Die mit Hämatoxylin vorgefärbten und gewässerten Schnitte kommen auf fünf Minuten in 50 proz. Alkohol.

2. 20 Minuten färben in einer gesättigten Lösung von Sudan III, Scharlach R oder Fettponceau in 80 proz. Alkohol.

3. Abspülen in 50 proz. Alkohol einige Minuten.

4. Auswaschen in Wasser, untersuchen und konservieren in Glyzerin oder Glyzeringelatine.

Fett ist orangerot bis scharlachrot, die Markscheiden der Nerven und Amyloid hellrot. Will man das Fett blau färben, so wendet man statt Sudan usw. Indophenol in genau derselben Weise an. Die Kerne werden dann mit Karmin vorgefärbt.

Eine gute, namentlich bei der Untersuchung des Nervensystems angewandte Methode zum Nachweis von Fett, die auch Einbettung der Objekte gestattet, ist die von

Marchi. 1. Dünne, womöglich in Formalin bereits fixierte Stückchen werden 8—10 Tage in öfter zu wechselnder Müllerscher Flüssigkeit gehärtet.

2. Weiterbehandeln 1—3 Wochen bei Brütwärme in folgendem mindestens einmal wöchentlich zu erneuerndem Gemisch:

Müllersche Lösung 2
1 proz. Osmiumsäure. 1

3. 24 Stunden langes Auswaschen in fließendem Wasser.

4. Gefrierschnitte oder Nachhärten in Alkohol, Celloidineinbettung.

Das Fett ist geschwärzt. Eine Kernfärbung mit Anilinfarben kann man nachfolgen lassen.

Fettsäuren werden durch 24stündiges Einlegen in die Weigertsche Neurogliabeize (s. S. 59) bei Bruttemperatur grün gefärbt; nicht ganz so kräftig färbt eine gesättigte Lösung von essigsaurem Kupfer. Man kann entweder die Gefrierschnitte oder das ganze Gewebsstück in die Beize einlegen, auch die Beize mit 10% Formalin versetzen und gleich darin fixieren.

Färbung nach FISCHLER: 1. Formalinhärtung, Gefrierschnitte.

2. Beizen in gesättigter Kupferazetatlösung 24 Stunden bei Brutwärme.

3. Auswaschen in destilliertem Wasser.

4. Färben 20 Min. und länger in folgender Lösung:

10 proz. Lösung von Hämatoxylin in absolutem Alkohol
90 fach verdünnte, gesättigte Lithiumkarbonatlösung āā.

Die beiden Flüssigkeiten sind jedesmal 1—2 Tage vor dem Gebrauch zu mischen.

5. Differenzieren in mehrfach verdünnter Weigertscher Borax-Ferrizyankaliumlösung (s. S. 57), bis die roten Blutkörperchen farblos sind.

6. Gründliches Auswaschen in destilliertem Wasser, einlegen in Glyzerin oder Glyzeringelatine.

Fettsäuren schwarz, ebenfalls Kalkseifen, Kalk und Eisen. Kalk läßt sich durch 2—5 proz. Salzsäure, Eisen durch halb konzentrierte Oxalsäurelösung entfernen, Kalkseife durch Salzsäure und nachfolgende Behandlung mit Ätheralkohol.

Lipoidsubstanzen. Die wichtigsten unter ihnen sind die fettsauren Cholesterinester, die doppeltbrechend sind, auch wenn sie in Neutralfetten gelöst sind. Nach Formalinhärtung färben sich die meisten Lipoidsubstanzen mit Sudan usw. nur blassgelbrötlich oder gar nicht. Nach Härten in chromsauren Salzen werden sie in eine unlösliche Modifikation übergeführt und sind mit Sudan besser färbbar.

Färbung nach SMITH-DIETRICH: 1. Einlegen der Gefrierschnitte auf 24—28 Stunden bei Brutwärme (12 Stunden im Paraffinofen) in eine gesättigte Lösung von Kaliumbichromat.

2. Abspülen in Wasser;

3. Färben 4—5 Stunden bei Brutwärme in Kultschitzkys Hämatoxylin:

10 proz. gut ausgereifte Lösung von Hämatoxylin in absol. Alkohol 10
Eisessig 1
Aq. dest.. 100

4. Abspülen in Wasser.

5. Differenzieren in Weigerts Borax-Ferrizyankaliumlösung (s. S. 57) 1—12 Stunden.

6. Gründliches Auswaschen in Wasser, eventuell Kernfärbung mit Saffranin.

Lipoidsubstanzen blauschwarz, ebenso Myeline, Eisen- und Gallenpigment, oft auch die roten Blutkörperchen.

Cholesterin ist gleichfalls doppeltbrechend. Es läßt sich ebenso wie Amyloid (siehe dieses) mittels der Jodschwefelsäurereaktion in frischen Präparaten blau färben; die Färbung geht alsbald in Blaugrün und schließlich in Braunrot über. In Schnitten ist es nur bei Gelatineeinbettung nachweisbar, da es sich in Alkohol, Äther und Xylol auflöst und aus Gefrierschnitten wegen seiner Sprödigkeit leicht herausfällt.

Myeline. Sind nur selten doppeltbrechend, färben sich nach Smith-Dietrich blauschwarz, mit gesättigter wässeriger Neutralrotlösung rot, manchmal erst beim Erwärmen.

8. Kalk.

In frischen Präparaten bei durchfallendem Licht (und schwacher Vergrößerung) schwarz, in auffallendem Lichte weiß. Handelt es sich um kohlensauren Kalk, so verschwindet er bei Zusatz von 5 proz. Salzsäure unter Entwicklung kleiner Kohlensäurebläschen, phosphorsaurer Kalk löst sich ohne solche. Bei Zusatz von verdünnter (etwa 3 proz.) Schwefelsäure entstehen Gipskristalle. Da diese in einem Überschuß von Wasser löslich sind, so tut man gut, die Gewebsprobe vor dem Schwefelsäurezusatz in 40—50 proz. Alkohol zu legen.

Soll die Lagerung des Kalks im Gewebe dargestellt werden, so sind kalklösende Mittel zu vermeiden. Nur bei sehr starkem Kalkgehalt (Knochen, s. d.) können die Objekte unvollkommen entkalkt werden. Bei sehr geringem Kalkgehalt fixiere man in Alkohol, da Chromsäuregemische und sogar Formalin (Ameisensäuregehalt) Kalk entziehen. Anderseits lasse man die Schnitte nicht stundenlang oder gar über Nacht in kalkhaltigem Leitungswasser liegen, da sie sonst Kalk aufnehmen können.

Kalk färbt sich mit allen alaunhaltigen Farbstoffen sehr intensiv, mit Alaunhämatoxylin violett. Doch ist die Färbung keine spezifische, da auch Eisenpigmente und Schleim sie annehmen können. Sicher ist Kalk nachweisbar durch $\frac{1}{2}$—1stündiges Einlegen der Schnitte in eine 2—3proz. Argentum nitricum-Lösung bei hellem Tageslicht. Der Kalk wird geschwärzt. Auswaschen in destilliertem Wasser. Etwa aufgetretene Niederschläge kann man durch Eintauchen in eine 5proz. Natriumthiosulfatlösung entfernen; darauf gründliches Auswaschen. Eine Kernfärbung (ohne Anwendung von Salzsäurealkohol) kann man nachfolgen lassen.

9. Harnsaure Salze.

Von frischen Objekten mache man Zupf- oder Abstreifpräparate; von gichtischem Knorpel fertige man dünne Skalpellschnitte.

Härtung nur in absolutem Alkohol, da Wasser die Salze rasch löst. Einbettung in Celloidin, färben mit alkoholischer Vesuvinlösung.

10. Pigmente.

Eisenhaltige Pigmente. An frischen sowohl wie an gehärteten Präparaten (Alkohol, Sublimat, Formalin, bei längerer Fixierung in Chromgemischen kann Eisen in Lösung gehen) läßt sich die Berlinerblaureaktion ausführen. Man bringe die Schnitte (mit Glasnadeln!) auf 10—20 Minuten in eine 5proz. Ferrozyankaliumlösung, hierauf in 1proz. Salzsäurelösung, bis Blaufärbung des Pigmentes eintritt (5—15 Minuten, unter dem Mikroskop kontrollieren); dann auswaschen in Wasser. Man kann bei gehärteten Präparaten eine Vorfärbung mit Alaun karmin vorausgehen lassen. Eisenoxydhaltige Pigmente blau. Die Färbung ist lichtempfindlich.

Durch 5—20 Minuten langes Einlegen der Schnitte in eine

gesättigte (gelbe) Schwefelammoniumlösung werden Eisenoxyd- und Eisenoxydulverbindungen geschwärzt. Danach kurzes Auswaschen in Wasser. Die Präparate sind haltbar. Schwärzung tritt bei dieser Methode jedoch auch mit anderen Metallen (Sublimat!) auf. Eine Kernfärbung kann man vorausschicken.

Da den zu untersuchenden Objekten während der Fixierung und Härtung lösliches Eisen entzogen werden kann, so verfährt man nach HALL besser folgendermaßen:

1. Man bringt die Präparate in frischem Zustande auf 24 Stunden in folgende Lösung, und zwar

Leber, Milz und Knochenmark in:

$$\text{Schwefelammonium} \ldots \ldots 30$$
$$\text{Absol. Alkohol} \ldots \ldots 70$$

Darm in:

$$\text{Schwefelammonium} \ldots \ldots 5$$
$$\text{Dest. Wasser} \ldots \ldots 25$$
$$\text{Absol. Alkohol} \ldots \ldots 70$$

2. Nachhärten in Alkohol, einbetten in Paraffin.

3. Die Schnitte sind am besten aufzukleben und können mit Karmin vorgefärbt werden. Sie werden dann 20 Minuten in folgende Lösung eingelegt:

$$\text{Dest. Wasser} \ldots \ldots 100$$
$$\text{Ferrozyankalium} \ldots \ldots 1{,}5$$
$$\text{Salzsäure} \ldots \ldots 0{,}5$$

Abspülen in Wasser.

Diese Methode weist die geringsten Spuren von Eisen nach.

Gallenpigment. An frischen Präparaten kann man die GMELINsche Reaktion ausführen, indem man vom Rande des Deckgläschens her einen Tropfen rauchender Salpetersäure zusetzt; es entstehen die bekannten Farbenringe. Geringe Mengen Gallenpigment lassen sich jedoch mit dieser Methode nicht nachweisen. Gallenpigment färbt sich nach SMITH-DIETRICH; durch Salzsäurealkohol wird es angegriffen.

Fetthaltige Pigmente (Abnutzungspigmente, Lutein) werden mit den beim Nachweis von Fett angegebenen Methoden untersucht; sie sind oft noch an eingebetteten Präparaten färbbar.

Melanin gibt keine Eisenreaktion, färbt sich nicht mit Fettfarbstoffen, wird aber durch Osmiumsäure und durch Argentum nitricum geschwärzt, durch Wasserstoffsuperoxyd gebleicht.

Untersuchungsmethoden für die einzelnen Organe.

1. Blut und Knochenmark.

Zur frischen Untersuchung bringt man ein kleines Tröpfchen Blut auf die Mitte eines mit Alkohol gereinigten Deckgläschens und legt letzteres möglichst rasch mit der beschickten Seite nach unten auf einen ebenso gereinigten Objektträger, so daß sich der Blutstropfen in kapillarer Schicht zwischen Objektträger und Deckglas ausbreitet. Man vermeide es, auf das Deckglas zu drücken. Muß man den Blutstropfen längere Zeit beobachten, so umrandet man das Deckglas mit Wachs oder Paraffin. Will man das Blut verdünnen, so benutze man physiologische Kochsalzlösung, Ringerlösung oder noch besser menschliches (bezw. von der entsprechenden Tierart stammendes) Blutserum. Zur Untersuchung der sehr vergänglichen Blutplättchen fängt man den zur Untersuchung bestimmten Blutstropfen am besten direkt in einer Konservierungsflüssigkeit, z. B. 1proz. wässeriger Osmiumsäurelösung auf; es kann das derart geschehen, daß man einen Tropfen dieser Flüssigkeit auf die zur Blutentnahme bestimmte Hautstelle (Ohrläppchen, Fingerbeere) bringt und durch den Tropfen hindurch einsticht.

Trockenpräparate von Blut oder Knochenmark werden in der Weise angefertigt, daß man ein kleines Tröpfchen des zu untersuchenden Materials auf die Mitte eines sorgfältig mit Äther-Alkohol $\overline{aa}$ gereinigten Deckgläschens bringt, ein zweites unter Vermeidung jeglichen Druckes auflegt und es alsdann mit raschem Ruck von dem ersten abzieht. Man faßt die Deckgläschen dabei besser nicht mit den Fingern, sondern mit Pinzetten, da die von den Fingern ausgehende Wärme beträchtliche Veränderungen an den Blutzellen hervorrufen kann. Schonender ist folgendes Verfahren: Man bringt einen Blutstropfen auf einen sorgfältig mit Äther-Alkohol gereinigten Objektträger und streicht ihn mit der Kante eines sauberen Deckglases aus, das man unter einem Winkel von 60° auf den Objektträger aufsetzt. Vom Knochenmark fertigt man Ausstrichpräparate, indem man ein Stückchen mit der Pinzette entnimmt und damit leicht über den Objektträger oder das Deckglas streicht.

Fixierung der lufttrocken gewordenen Deckglaspräparate geschieht entweder durch Einlegen in absoluten Alkohol oder Ätheralkohol (10 Minuten) oder in Methylalkohol (5 Minuten).

Besser ist Fixierung durch Hitze nach EHRLICH. Ein Kupferstreifen von etwa 30 *cm* Länge und 6 *cm* Breite wird an einem Ende durch einen Bunsenbrenner erhitzt. Ist die Erhitzung eine halbe Stunde fortgesetzt worden, so ist die Temperatur an allen Stellen des Streifens konstant geworden, und man kann nun durch kleine Wassertröpfchen leicht die Stelle mit der Temperatur 100⁰ herausfinden (hier beginnen die Wassertropfen eben zu sieden). 1—2 *cm* von dieser Stelle nach der Flamme zu beträgt die Temperatur etwa 120⁰, und hier werden die Deckgläschen für 5—10 Minuten mit der bestrichenen Seite nach oben aufgelegt.

In den mit Antrocknen behandelten Präparaten sind die Zellen und namentlich die Kerne größer als in Schnittpräparaten. Den Schnittpräparaten ähnliche Bilder erhält man, wenn man die bestrichenen Objektträger oder Deckgläser sofort in noch feuchtem Zustande in eine fixierende Lösung (Orthsche, Zenkersche, Hellysche) legt, wo sie (bei Zimmerwärme) 8—24 Stunden verbleiben. Alsdann wäscht man in Wasser aus, färbt durchweg etwas länger als unten für die Trockenpräparate angegeben und behandelt weiter nach Art der Schnittpräparate (also Alkohol, Xylol, Balsam, unter Vermeidung von völligem Trocknen).

Färbemethoden. Man wende niemals nur eine einzige, sondern immer mehrere Methoden gleichzeitig an, da keine einzige allen Anforderungen gerecht wird und jede ihre besonderen Vorzüge hat. Man spüle grundsätzlich nur mit destilliertem Wasser ab, entwässere die Trockenpräparate nicht mit Alkohol, sondern trockne mit Fließpapier und schließe sofort in Balsam ein. Für die Haltbarkeit der Präparate ist es wichtig, rektifizierten, neutralen Kanadabalsam zu verwenden.

a) Hämatoxylin-Eosin. Rote Blutkörperchen und eosinophile Granula rot, Kerne blau.

b) EHRLICHS Triazidlösung. Man beziehe sie am besten fertig von Hollborn; doch sind die von dort erhältlichen Lösungen sehr ungleich im Werte. Die am besten in der Hitze fixierten Präparate werden 5—10 Minuten gefärbt (die Lösung stets nur mit der Pipette entnehmen, niemals umschütteln!). Eosinophile Granulationen leuchtend rot, neutrophile Granulationen lilarot, rote Blutkörperchen orange, Kerne grünlichblau. Namentlich die neutrophilen Granulationen treten gut hervor.

c) GIEMSAsche Lösung, gleichfalls fertig von Hollborn zu beziehen. Man mischt jedesmal vor dem Gebrauch je 1 ccm destilliertes Wasser mit je 2 Tropfen der Lösung (also 10 Tropfen auf 5 ccm) und übergießt mit dem Gemisch das mit der bestrichenen Seite nach unten in ein Uhrschälchen gelegte Deckglas (legt man die bestrichene Seite nach oben, so entstehen sehr störende Niederschläge). Objektträger legt man mit der Schichtseite nach unten auf ein mit der Farblösung gefülltes Uhrschälchen, so daß die Unterseite gut benetzt wird. Färbung 20 Minuten. Kerne violett, Protoplasma und basophile Granulationen blau, eosinophile leuchtend rot, neutrophile manchmal ungefärbt, manchmal lilarötlich. Erythrozyten je nach dem Ausfall der Färbung rosa bis grau. Blutplättchen bläulich mit violettem Zentrum.

d) MAY-GRÜNWALDsche Lösung, fertig von Hollborn zu beziehen. Färbung 5—10 Minuten mit der unverdünnten Lösung: Kerne hellblau bis grünlichblau, eosinophile Granulationen leuchtend rot, neutrophile lilarosa, basophile, wenn gefärbt, hellblau, Erythrozyten hellrot. Blutplättchen hellblau.

e) PAPPENHEIMS panoptische Methode.
1. Färbung der unfixierten Trockenpräparate mit May-Grünwaldscher Lösung 3 Minuten.
2. Hinzufügen der gleichen Menge destillierten Wassers, etwa 1 Minute stehen lassen.
3. Abgießen der Farblösung, dann ohne abzuspülen Aufgießen einer Mischung von 15 Tropfen Giemsalösung auf 10 ccm Wasser; Färbung 12—14 Minuten (nicht länger).
4. Gründliches Abspülen in völlig neutralem destillierten Wasser.
Die Methode ist sehr zuverlässig und gibt ähnliche Resultate wie die May-Grünwaldsche.

f) SCHRIDDES Methode zum Nachweis der Lymphozytenkörnelungen: 1. Fixieren der ausgestrichenen und lufttrocken gewordenen Präparate 12 Stunden in ORTHscher Lösung.
2. Abspülen mit destilliertem Wasser.
3. Beizen mit 1proz. Osmiumsäure ½—1 Stunde.
4. Abspülen in Wasser.

5. Färben bis zur Dampfbildung in Altmanns Anilinwassersäurefuchsinlösung.

6. Differenzieren in Pikrinsäurealkohol (1 Teil gesättigte alkoholische Pikrinsäurelösung auf 7 Teile 20proz. Alkohol), bis das Präparat einen gelblichen Ton zeigt.

7. Abspülen mit absolutem Alkohol.

Eosinophile Granulationen schwarzrot, neutrophile blaßbräunlichrot, Lymphozytengranulationen gelblichkarmoisinrot.

Schnittpräparate. Fixierung kleiner Knochenmarkstückchen in Sublimat, Formalin, Orthscher oder Hellyscher Lösung. Paraffineinbettung ist unbedingt anzuraten, da Celloidin sich häufig mitfärbt. Schnitte möglichst dünn (aufkleben). Am besten gelingen die Färbungen an Gefrierschnitten, wenn man sie dünn genug herstellen kann. Bei den Färbungen müssen sämtliche benetzten Reagentien (destilliertes Wasser, Alkohol, Azeton, Xylol, Balsam) völlig säurefrei sein.

Man färbt mit Giemsalösung, wie oben bei den Ausstrichpräparaten angegeben, ½—1 Stunde, spült sehr sorgfältig in destilliertem Wasser aus, in dem überfärbte Schnitte sich bei längerem Liegen gut differenzieren, trocknet den aufgezogenen Schnitt mit Fließpapier ab und entwässert in Aceton. puriss. (hier darf keine Entfärbung mehr auftreten!). Xylol, Bals. canadens. rect. neutr. Kerne blau, eosinophile Granula rot, neutrophile violettrot, basophile tief dunkelblau, Erythrozyten grün.

Ebensogut ist das May-Grünwaldsche Gemisch anwendbar, mit dem man 2—3 Minuten färbt (mit der Pipette entnehmen!); weiterbehandeln wie bei Giemsafärbung. Im Azeton gehen feine blaue Wolken ab. Diese Färbung läßt sich auch an dickeren Schnitten ausführen und gibt ähnliche Resultate wie die vorstehende.

Die panoptische Methode läßt sich ebenfalls anwenden und gibt gute Resultate.

1. May-Grünwaldsche Lösung ½—2 Stunden (Schälchen zudecken!).

2. Hinzufügen der gleichen Menge Aqua dest., 1 Minute etwas schwenken, abgießen.

3. Aufgießen von 5 *ccm* Aqua dest. mit 10 Tropfen Giemsalösung, 20 Minuten ohne Erschütterung stehen lassen.

4. Gründliches Abspülen in destilliertem Wasser.

5. Alkohol, Xylol, Balsam.

2. Milz und Lymphdrüsen.

Zur Untersuchung frischer Objekte fertigt man Abstrich-
oder Zupfpräparate.

Härtung in Sublimat, Formalin, Orthscher oder Hellyscher
Lösung. Zur Färbung der Zellen und ihrer Strukturen dienen die
bei Blut und Knochenmark angegebenen Methoden. Lymphozyten-
granula sind an lebensfrisch fixiertem Material mit dem Altmannschen
Verfahren (siehe S. 36) nachweisbar. Für einfache Übersichtsbilder
genügt auch Hämatoxylin-Eosinfärbung. Mitunter (Leukämie,
Infektionsprozesse) ist die Oxydasereaktion von Vorteil. Zur Darstellung des Retikulum ist die Methode von MALLORY zur Färbung
der Bindegewebsfasern zu empfehlen.

3. Herz und Gefäße.

Vom Herzen werden in frischem Zustande Zupfpräparate
angefertigt. Vom Inhalt atheromatöser Gefäßveränderungen macht
man Abstrichpräparate. Verfettete Aortenintima wird in kleinen
Stückchen mit einer feinen Pinzette abgezogen und in Natronlauge
untersucht.

Härtung, Einbettung und Färbung beliebig. Vorzuziehen ist
Celloidineinbettung, namentlich, wenn es sich um Thromben oder
endokarditische Auflagerungen handelt. Will man in atherosklero-
tischen Herden Fett und lipoide Substanzen darstellen, so ist
Gelatineeinbettung anzuwenden. Von Färbungen sind die van
Giesonsche und die Weigertsche Methode zur Färbung elastischer
Fasern anzuempfehlen, unter Umständen die Methoden zum Fett-
und Lipoidnachweis.

4. Seröse Häute.

Härtung, Einbettung und Färbung beliebig. Färbung auf
elastische Fasern ist anzuraten, um die elastische Grenzlamelle
sichtbar zu machen, Fibrinfärbung gegebenenfalls nicht zu ver-
gessen.

5. Schleimhäute.

Von frischen Präparaten fertige man Scherenschnitte in
folgender Weise: Man schlage ein Stück der zu untersuchenden
Schleimhaut über den linken Zeigefinger und halte es mit Daumen
und Mittelfinger fest. Alsdann schneide man in das Organ mit ge-

bogener Schere ein myrtenblattförmiges Loch und suche nun mit der Schere vom Rande dieses Loches kleine, dünne, die Schleimhaut senkrecht durchsetzende Schnitte zu gewinnen.

Härtung beliebig. Möglichst frühzeitige Fixierung zur Vermeidung postmortaler Veränderungen ist namentlich beim Verdauungsrohr angebracht. Beim Einbetten nicht unnötig lange in Alkohol (und Xylol) liegen lassen. Celloidin ist meist vorzuziehen. Man färbt am besten nach van Gieson; bei chronischenEntzündungen sind Färbungen auf Plasmazellen (polychromes Methylenblau, Methylgrün-Pyronin) angebracht. Im Magen nehmen die Belegzellen bei Hämatoxylin-Eosinfärbung und längerer Differenzierung in Wasser eine rote Färbung an.

6. Äußere Haut.

Härtung beliebig, am besten Alkohol, Formalin oder Zenkersche Lösung. Celloidineinbettung ist vorzuziehen, da Hautpräparate in Paraffin oft sehr spröde werden. Färbung mit Hämatoxylin-Eosin, nach van Gieson, auf elastische Fasern, mit polychromem Methylenblau. Epithelfasern sind mit der Heidenhainschen Eisenhämatoxylinfärbung (siehe S. 34) darstellbar (Differenzierung unter dem Mikroskop verfolgen!).

Das Keratohyalin färbt sich sehr deutlich bei intensiver Hämatoxylinfärbung, etwas weniger gut mit Karmin. Über Färbung der Hornsubstanzen siehe S. 43.

7. Nervensystem.

Frische Untersuchung geschieht durch Quetschpräparate (siehe S. 13).

Fixierung und Härtung muß verschieden ausgeführt werden, je nachdem, welche Elemente zur Darstellung gebracht werden sollen. Man tut daher gut, stets mehrere Stücke des zu untersuchenden Materials nach verschiedenen Methoden zu fixieren. Möglichst baldige Fixierung nach dem Tode ist für die meisten Methoden Vorbedingung.

a) Ganglienzellen. Härtung in Alkohol, weniger gut in Formalin (nicht in chromsauren Salzen). Die Darstellung der Nißlschen Körner (Tigroid) gelingt sowohl an Gefrier- als an Celloidinschnitten. Färben mit 1—2proz. wässeriger Thioninlösung oder gesättigter wässeriger Neutralrotlösung einige Minuten unter leichtem Erwärmen. Auswaschen in destilliertem Wasser, differenzieren in 96proz. Alkohol. Die Nißlschen Granula sind blau, bezw. rot.

b) Achsenzylinder. Am einfachsten ist Färbung mit Lithionkarmin 1—2 Stunden ohne nachfolgende Differenzierung. Ganz gute Resultate gibt auch die van Giesonsche Methode bei Härtung der Objekte in chromsauren Salzen und Anwendung des Weigertschen Hämatoxylins. Die Achsenzylinder werden braunrötlich, Glia gelblich, Bindegewebe leuchtend rot. Eine eingreifendere Methode, die manchmal auch da noch die Existenz von Achsenzylindern nachweist, wo andere Methoden im Stiche lassen oder zweifelhafte Resultate geben, ist die von

BIELSCHOWSKY. 1. Möglichst frische Härtung des Materials in Formalin, am besten Gefrierschnitte, einlegen in destilliertes Wasser.

2. Beizen in 2proz. Argentum nitricum-Lösung 24 Stunden oder länger.

3. Rasches Durchziehen durch destilliertes Wasser.

4. Einlegen in folgende, jedesmal frisch zu bereitende Lösung:

10proz. Argentum- nitricum-Lösung 5 *ccm*
40proz. Natronlauge . . . . 5 Tropfen.

Hierzu setzt man tropfenweise Ammoniak, bis der entstehende Niederschlag sich wieder gelöst hat (nicht mehr!), auffüllen mit destilliertem Wasser auf 20 *ccm*. In dieser Lösung bleiben die Schnitte 15 Minuten.

5. Rasches Durchziehen durch destilliertes Wasser. (Bei Schnitten vom peripheren Nervensystem einlegen in schwache Essigsäure (5 Tropfen Eisessig auf 20 *ccm* Wasser), bis die braunen Schnitte gelb werden.)

6. Reduktion in 20proz. Formalinlösung, bis keine weißlichen Wolken mehr aufsteigen (12 Stunden und länger).

7. Kurzes Abspülen in destilliertem Wasser. Einlegen (mit Glasnadeln!) in schwache Goldlösung (5 Tropfen) einer 1proz. Goldchloridlösung auf 10 *ccm* destilliertes Wasser) bis zur rötlich violetten Färbung (etwa eine Stunde).

8. Abspülen in 5proz. Natriumthiosulfatlösung ½ Minute.

9. Sorgfältiges Auswaschen in destilliertem Wasser.

Achsenzylinder schwarz, Bindegewebe violett, Markscheiden manchmal rötlich gefärbt.

c) Markscheiden.

Nach BENDA. 1. Formalinhärtung kleiner Stücke 3—5 Tage, mehrstündiges Auswässern, Gefrierschnitte (nicht zu dünn).

2. Einlegen in eine $2\frac{1}{2}$ proz. Lösung von schwefelsaurem Eisen-ammoniumoxyd (violettem Eisenalaun) auf 6 Stunden und länger.

3. Kurzes Abspülen in Wasser.

4. Färben in einer Mischung von 5 Teilen einer 10 proz. alko-holischen Hämatoxylinlösung mit 100 Teilen destilliertem Wasser 12—24 Stunden bei Zimmerwärme oder 3—6 Stunden bei Brut-wärme. Je älter die Lösung, desto besser.

5. Abspülen in Wasser, differenzieren in der unter 2 genannten Eisenlösung oder (rascher) in Weigerts Borax-Ferrizyankalium-lösung (siehe unten); mit dem Mikroskop kontrollieren.

6. Auswaschen in Wasser.

Markscheiden dunkelblau. Die Methode gibt namentlich am Rückenmark und am peripheren Nervensystem gute Resultate und ist auch für Celloidinschnitte brauchbar.

Handelt es sich um feinere Untersuchungen, vor allen Dingen am Großhirn und am fötalen Nervensystem, so sind unbedingt die Methoden von WEIGERT vorzuziehen. Die Objekte, die in Formalin fixiert sein können, müssen gründlich (2—8 Wochen) in Müllerscher Lösung gehärtet werden; dann Nachhärten in Alkohol ohne vorheriges Auswässern. Die Objekte dürfen im Alkohol nicht grün werden, sonst sind sie nochmals in Müllersche Lösung zu bringen; die Alkoholhärtung ist möglichst abzukürzen. Einbettung in Celloidin.

Einlegen 24 Stunden in halb gesättigte, wässerige Lösung von Cuprum aceticum neutrale. Schneiden. Man kann auch zuerst schneiden und die Schnitte auf die angegebene Weise kupfern.

1. Färben 12 Stunden in einer Mischung von gleichen Teilen 4 proz. wässeriger Lösung des offizinellen Liquor ferri sesquichlorati und 1 proz. alkoholischer Hämatoxylinlösung. Die Mischung ist jedesmal frisch zu bereiten.

2. Auswaschen in Wasser und differenzieren in folgender Lösung:

<pre>
Rotes Blutlaugensalz . . .   2,5
Borax.   2,0
Dest. Wasser. 100,0
</pre>

3. Sobald die graue Substanz einen hellgelben Farbenton angenommen hat, wäscht man gründlich in Wasser aus. Die markhaltigen Nervenfasern sind dunkelblau, alles übrige hellgelb, mitunter fast farblos.

Empfehlenswert ist ferner die folgende, rascher arbeitende WEIGERTsche Methode:

1. Formalinhärtung. Beizung kleiner, höchstens 4 *mm* dicker Stücke 4—5 Tage in folgender Lösung:

Kalium bichrom 5
Chromalaun 2 oder besser Fluorchrom . 2,5
Aq. dest. 100

(kochen, filtrieren).

2. Gründliches Auswaschen in Wasser, Celloidineinbettung.

3. Einlegen 24 Stunden in die Neurogliabeize (siehe unten).

4. Abspülen in Wasser, einlegen in 80proz. Alkohol, schneiden. Man kann auch erst schneiden und die Schnitte hernach beizen.

5. Färben und differenzieren wie bei der vorhergehenden Methode.

Frische Degenerationen an den Markscheiden weist man nach mittels der MARCHIschen Methode (siehe S. 45); die Trümmer der Markscheiden werden durch sie geschwärzt. Man versäume daher niemals, bei Verdacht auf degenerative Veränderungen am Nervensystem einen Teil des Materials nach MARCHI zu fixieren, da die Methode an den zur Weigertschen Markscheidenfärbung vorbereiteten und in Celloidin eingebetteten Stücken nicht mehr ausführbar ist. Dagegen läßt sich an nach MARCHI fixiertem Material recht gut die Weigertsche Markscheidenfärbung vornehmen.

d) Neuroglia. Nach Härtung in chromsauren Salzen färbt sich die Neuroglia mit 1proz. wässeriger Nigrosinlösung blaugrau (ebenso freilich das Bindegewebe und die Achsenzylinder).

Nach der van Giesonschen Methode wird die Glia rötlich bis gelbrötlich gefärbt, bei Anwendung von Weigerts Hämatoxylin gelb.

Methode von WEIGERT. 1. Fixierung möglichst frischer und kleiner Stücke in 10proz. (vierfach verdünnter) Formalinlösung 4—5 Tage; die Formalinlösung ist täglich zu wechseln.

2. Beizung 4—5 Tage bei Bruttemperatur in folgendem Gemisch :

Chromalaun 2,5
Dest. Wasser. 100,0
Essigsäure 5,0
Neutrales essigsaures Kupfer 5,0

(in der angegebenen Reihenfolge in der Wärme zu lösen). Man kann dieser Neurogliabeize auch 10proz. Formalin zusetzen und die frischen Objekte sofort in dies Gemisch einlegen.

3. Nachhärtung in Alkohol, Einbettung in Celloidin oder Paraffin.

4. Einlegen der Schnitte (Paraffinschnitte aufkleben) auf 10 Minuten in eine 0·3proz. Lösung von Kaliumpermanganat, gründliches Auswaschen in Wasser.

5. Reduzieren 2—4 Stunden in folgender Lösung:

Chromogen. 5,0
Ameisensäure 5,0
Wasser . . . . 100,0.

(Filtrieren, zu 90 *ccm* des Gemisches füge man 10 *ccm* 10proz. Natriumsulfitlösung.)

6. Nach kurzem Abspülen fange man die Schnitte, sofern sie nicht bereits aufgeklebt sind, mit dem Objektträger auf und drücke sie mittels Fließpapier fest an. Alsdann einige Minuten Färben in folgender Lösung:

Heiß gesättigte konz. alkohol. Methylviolettlösung 100
5proz. Oxalsäurelösung 5

(aufkochen, filtrieren).

7. Abgießen der Farblösung, trocknen mit Fließpapier und Auftropfen folgender Lösung:

5proz. wässerige Jodkalilösung
Jodi puri, so viel sich löst (keinesfalls zu wenig!).

8. Nach einigen Sekunden abgießen, abtrocknen mit Fließpapier, differenzieren in einem Gemisch von Anilin und Xylol $\overline{aa}$; mehrfach unter dem Mikroskop kontrollieren.

9. Gründliches Auswaschen in mehrmals zu wechselndem Xylol.

Neuroglia blau, ebenso die Kerne. Das Bindegewebe und ebenso Fibrin färben sich manchmal mit. Manchmal versagt die Methode ganz und gar.

Nach WIMMER soll die Färbung noch etwas sicherer gelingen, wenn man in Alkohol härtet, in Paraffin einbettet, die entparaffinierten Schnitte in die Gliabeize legt und die Reduktion statt in der von WEIGERT angegebenen Lösung in 2proz. Resorzinlösung bei Brutwärme vornimmt.

Methode von HOLZER.

1. Formalinhärtung, Gefrierschnitte.
2. Einlegen auf 1—2 Minuten in folgende Lösung:

1proz. wässerige Phosphormolybdänsäurelösung . 10,0
96 proz. Alkohol 10,0
Eisessig . . . . 1—2 Tropfen.

3. Aufziehen auf Objektträger, andrücken mit Fließpapier, das mit einer Mischung von 2 Teilen absolutem Alkohol und 8 Teilen Chloroform getränkt ist.

4. Sehr rasches Aufgießen folgender Lösung:

Krystallviolett. . . . . 0,5 g
Absol. Alkohol . . . . 22,0 ccm
Chloroform . . . . . . 8,0 „

5. Sehr rasches Übergießen mit:

10proz. Bromkaliumlösung 60 ccm
1proz. Natronlauge . . . 10 Tropfen.

So lange auftropfen, bis der Schnitt blauschwarz wird.

6. Sorgfältiges Abtrocknen mit Fließpapier.
7. Differenzieren in

Anilin . . . . 4 ccm
Chloroform . . . . . . 6 „
5 proz. Natronlauge . . 4 Tropfen

(stark schütteln, filtrieren; nur 1 Tag haltbar).

Die Methode erfordert rasches Arbeiten; man stelle sich daher alle Lösungen vorher bereit.

8. Knochen.

Die mikroskopische Untersuchung frischen unentkalkten Knochens ist unbequem, aber sollte womöglich niemals unterbleiben, da Härtung und Entkalkung vielerlei verändert; besonders, wenn es sich um Feststellung des Kalkgehaltes handelt, ist die Untersuchung unentkalkter Stückchen anzuraten. Sehr weiche (rachitische und osteomalazische) Knochen lassen sich in unentkalktem Zustande oft schon mit dem Gefriermikrotom schneiden. Von härteren Knochen sind in vielen Fällen mit dem Skalpell kleine

Schnitte zu gewinnen; aus spongiösem Knochen breche man mit der Pinzette kleine Stückchen heraus.

Fixierung in allen Fällen am besten in ORTHscher Lösung. Entkalkungsmethoden siehe S. 18. Kommt es auf das Studium der Verkalkungs- und Entkalkungsprozesse an, so ist anzuraten, die Schnitte nicht mit einem der S. 18 angegebenen Verfahren vollständig, sondern unvollständig in Müllerscher Flüssigkeit zu entkalken. Man lege 2—4 mm dicke Knochenscheibchen mehrere Wochen bis Monate in nur selten zu wechselnde Müllersche Lösung, bis sie etwa wie hartes Holz schneidbar geworden sind. Alsdann auswässern und nachhärten in Alkohol. Celloidineinbettung. Färben mit Hämatoxylineosin oder nach van Gieson, auch Schwärzung des Kalks mit Argentum nitricum (siehe S. 48). Für vollständig entkalkte Knochen ist Färbung mit Hämatoxylin-Eosin, Methylenblau-Eosin, van Gieson, Karmin-Pikrinsäure angebracht. Nach der Eosinfärbung lasse man die Schnitte noch einige Stunden in Wasser liegen, bevor sie in Alkohol kommen. Die vor der Entkalkung kalklos gewesenen Knochenpartien sind leuchtend rot gefärbt; sicheren Aufschluß über die Kalkverteilung gibt diese Methode aber nicht. Umgekehrt lassen sich die verkalkt gewesenen Stellen mit der Bestschen Glykogenmethode (siehe S. 44) rot färben. Die Objekte müssen mit Salpetersäure oder Formalin-Ameisensäure entkalkt, danach 24 Stunden mit 5proz. Natriumthiosulfatlösung behandelt und gründlich ausgewässert sein. Gefrierschnitte.

Darstellung der Knochenkörperchen nach SCHMORL.

1. Fixierung beliebig, nur nicht Sublimat.
2. Beliebige Entkalkung.
3. Gefrierschnitte oder Einbettung in Celloidin.
4. Wässern eine Viertelstunde.
5. 10 Minuten färben mit folgender Lösung:

Konz. wässerige Lösung von Thionin in 50proz. Alkohol. 1,0
Dest. Wasser 10,0

6. Abspülen in Wasser, ½—1 Minute einlegen in heiß gesättigte, nach dem Erkalten filtrierte wässerige Lösung von Pikrinsäure, abspülen in Wasser.

7. Differenzieren in 70proz. Alkohol, bis keine stärkeren blaugrünen Farbstoffwolken mehr aufsteigen (5—10 Minuten). Sind

noch zu reichliche blaue Niederschläge (außerhalb der Knochenkörperchen) vorhanden, so kann man sie durch Einlegen in Wasser für $\frac{1}{2}$—1 Stunde beseitigen.

Die Knochensubstanz ist gelb, die Knochenhöhlen dunkelbraun bis schwarz, die Zellen rötlich.

Ebenso wie Knochen werden auch Zähne untersucht. Härtung und Entkalkung am besten in Formalin-Ameisensäure, Einbettung in Celloidin. Färbung mit Hämatoxylin-Eosin und nach van Gieson.

9. Muskeln, Sehnen, Schleimbeutel.

Frisch zu untersuchen an Zupfpräparaten.

Härtung beliebig, am besten in Orthscher Lösung; Sublimatgemische sind zu vermeiden, da sie die Muskeln trübe machen. Celloidineinbettung unbedingt vorzuziehen. Färbung am besten nach van Gieson (vgl. auch Protoplasmafärbungen S. 34). Bei Gichtablagerungen Härtung in absolutem Alkohol, Einbettung in Paraffin, Färbung in alkoholischer Vesuvinlösung (ohne Berührung mit Wasser).

10. Lungen.

Frische Präparate von der Lunge fertigt man in der Weise an, daß man mit einer gebogenen Schere kleine Stückchen entnimmt, auf dem Objektträger an einem Ende mit einer Nadel festhält und nun mit dem Messerrücken oder einem Spatel sanft darüber hinwegstreicht, um die Luftbläschen aus den Alveolen zu entfernen. Zusatz von Natronlauge ist bei Fettembolie zu empfehlen. Will man den Alveolarinhalt untersuchen (z. B. bei Pneumonie, Fruchtwasseraspiration), so fertige man Abstreifpräparate.

Härtung, Fixierung und Einbettung beliebig. Zur Fixierung von Ödem wende man die Kochmethode an. Zum Nachweis von Fett (Fettembolie, Fruchtwasseraspiration) färbe man Gefrierschnitte mit Sudan oder Fettponceau oder härte nach Flemming. Färbung auf elastische Fasern ist nie zu unterlassen.

11. Schilddrüse und Hypophyse.

Härtung, Fixierung und Einbettung beliebig. Färbung nach van Gieson und mit Hämatoxylin-Eosin, bei der Hypophyse auch mit Methylgrün-Pyronin und mit Eisenhämatoxylin nach Heidenhain.

12. Leber.

Zur frischen Untersuchung fertige man Doppelmesserschnitte.

Härtung beliebig, Einbettung ist meist nicht nötig. Kommt es auf den Nachweis von Glykogen an, so härte man in absolutem Alkohol und bette in Celloidin ein. Bei Lebercirrhose ist die van Giesonsche Methode zu empfehlen. Zur Darstellung des Bindegewebes gebrauche man die Methoden von MALLORY (s. S. 38) und BIELSCHOWSKY (s. S. 56).

13. Pankreas und Speicheldrüsen.

Härtung, Färbung und Einbettung beliebig.

Fettgewebenekrosen des Pankreas kann man grün färben, indem man das Präparat nach Formalinfixierung 2—4 Tage bei Brutwärme in die WEIGERTsche Neurogliabeize (s. S. 59) oder in gesättigte wässerige Kupferazetatlösung einlegt. Das gleiche kann mit Gefrierschnitten geschehen; bei diesen ist jedoch nur 12—14 Stunden Einwirkung erforderlich. Färbt man nach derartiger Beizung die Gefrierschnitte mit Sudan und Hämatoxylin, so werden die Kerne blau, das normale Fett rot, die nekrotischen Teile grün.

14. Nieren.

Zur Anfertigung frischer Präparate Doppelmesserschnitte, auch kleine Scherenschnitte, wenn es auf ganz kleine Bezirke (z. B. Konkrementinfarkte in den Papillen) ankommt.

Härtung und Färbung beliebig, Einbettung wünschenswert wegen des leichten Ausfallens vieler Epithelien und Glomeruli im Gefrierschnitt. Zum Nachweis von Glykogen oder Gichtablagerungen Härtung in absolutem Alkohol, Celloidineinbettung; bei Gichtablagerungen Färben in alkoholischer Vesuvinlösung.

15. Nebennieren.

Härtung beliebig, am besten in Orthscher Lösung, welche die chromaffinen Zellen braun färbt, jedoch gelingt die Chromreaktion nur an Material, das höchstens 12 Stunden nach dem Tode eingelegt ist. Einbettung und Färbung beliebig. Kommt es auf die chromaffinen Zellen an, so sind Gefrierschnitte und Glyzerineinschluß vorzuziehen, da eine schwache Bräunung in Balsam schlecht sichtbar ist und durch Einbettung gänzlich verloren gehen kann.

16. Geschlechtsapparat.

Frische Untersuchung kommt nur bei Auskratzungen des Uterus wesentlich in Betracht; vgl. darüber den folgenden Abschnitt.

Härtung, Einbettung, Färbung beliebig. Bei Prostata, Uterus und Tube ist die van Giesonsche Färbung zu empfehlen, bei Hoden und Nebenhoden Färbung auf elastische Fasern.

17. Auge.

Fixierung in Formalin, Orthscher, Zenkerscher, Hellyscher Mischung. Um das Eindringen der Fixierungsflüssigkeiten zu erleichtern, macht man kleine Einschnitte in die Sklera oder schneidet nach Anhärtung kleine Fenster aus ihr heraus. Nach vollendeter Härtung wird der Bulbus mit einem scharfen Messer halbiert. Einbettung in Celloidin oder Gelatine.

Färbung beliebig. Für Optikus und Retina siehe die für das Nervensystem angegebenen Methoden.

Zur Vergoldung der Hornhautkörperchen dient folgendes Verfahren. Die unfixierte Cornea kommt möglichst frisch im Dunkeln für 2 Stunden und länger in eine 1 proz. Lösung von Goldchlorid, darauf 24 Stunden in ein 1 proz. Ameisensäurelösung. In dieser wird sie alsdann 6—8 Stunden hellem Sonnenlicht ausgesetzt, bis sie rotviolett geworden ist. Wird die Ameisensäurelösung dunkel, so wechselt man sie, ohne das Präparat stärker zu bewegen. Einschluß in Glyzerin ohne Auswaschen. Metallinstrumente sind zu vermeiden. Hornhautkörperchen dunkelrot bis dunkelviolett. Die Methode ist unsicher.

18. Ohr.

Nach Entleerung der Schädelhöhle wird das Felsenbein herausgesägt, die Schläfenbeinschuppe dicht über dem Tegmen tympani abgesägt, eventuell auch noch die Felsenbeinspitze abgetrennt. Fixierung am besten in Orthscher Lösung unter mehrfachem Wechseln 2—3 Wochen. Entkalkung möglichst schonend (niedrige Konzentration der Säuren, öfter wechseln, längere Zeit einwirken lassen). Gründliches Entsäuern und Auswässern. Dann herausschneiden der zu untersuchenden Stücke, Celloidineinbettung. Färbung insbesondere mit Hämatoxylin-Eosin und nach van Gieson.

Untersuchung von Probeexzisionen, Auskratzungen und Geschwulstteilchen.

Ist einigermaßen genügendes Material vorhanden, so unterlasse man nie die Untersuchung in frischem Zustande, wobei oft schon eine Diagnose zu stellen ist, z. B., wenn es sich um ausgekratzte Abortreste handelt. Etwas größere und resistente Stückchen schneide man nach Formalinhärtung mit dem Gefriermikrotom. Bei der Kleinheit der Objekte genügen oft 1—2 Stunden Fixierung bei Brutwärme. Sonst wende man die S. 21 beschriebene Schnelleinbettung an, da meist eine rasche Diagnosenstellung erwünscht ist. Handelt es sich um Untersuchung sehr zahlreicher kleiner Bröckchen, die nicht einzeln mit der Pinzette aus einer Flüssigkeit in die andere übertragen werden können, so zentrifugiert man zweckmäßig vor jedem Flüssigkeitswechsel, gießt die alte Flüssigkeit ab und setzt neue hinzu. In jeder neu aufgegossenen Flüssigkeit muß das Material gut durchgeschüttelt werden. Schließlich gießt man von dem geschmolzenen Paraffin, in dem sich die Objekte befinden, den oberen Teil vorsichtig ab und schüttet den Rest mit dem zu untersuchenden Material in das zur Einbettung dienende Gefäß. Die Schnitte müssen selbstverständlich aufgeklebt werden. Färbung beliebig. Ist das zu untersuchende Gewebsstück ganz oder größtenteils nekrotisch, so geben die Färbungen nach van Gieson und auf elastische Fasern oft noch Aufschlüsse, die zur Diagnose dienlich sind.

Sind Geschwulstzellen in Punktionsflüssigkeiten oder im Auswurf nachzuweisen, so untersucht man sowohl im frischen Präparat wie an Ausstrichpräparaten, die man wie Blutpräparate fixiert und färbt. Über die Behandlung auf dem Transport eingetrockneter Gewebsproben s. S. 18.

Untersuchung von Parasiten.

1. Bakterien.

Man untersucht in frischem Zustande, indem man eine Spur des zu untersuchenden Materials in Kochsalzlösung zwischen Objektträger und Deckglas sich ausbreiten läßt, oder noch besser im hängenden Tropfen (s. S. 13). Untersuchung am besten mit Immersion, eventuell im Dunkelfeld.

Zur Anfertigung gefärbter Präparate (Trockenpräparate) streiche man möglichst wenig des zu untersuchenden Materiales möglichst dünn auf ein Deckglas oder einen Objektträger aus, lasse lufttrocken werden und ziehe alsdann das Präparat zwecks Fixierung dreimal rasch mit der bestrichenen Seite nach oben durch die Flamme eines Bunsenbrenners oder langsam durch eine Spiritusflamme. Zum Festhalten der Ausstrichpräparate bei den Färbeprozeduren bedient man sich zweckmäßig der CORNETschen Klemmpinzette. Man färbt ausschließlich mit Anilinfarben, und zwar mit wässerig-alkoholischen Lösungen. Besonders empfehlenswert ist das LÖFFLERsche Methylenblau:

Konz. alkohol. Methylenblaulösung. . . . 30
0,01 proz. Kalilauge 100

Ferner zehnfach verdünntes Karbolfuchsin (s. S. 67).

Die Lösungen färben in ½—1 Minute. Abspülen mit Wasser, abtrocknen mit Fließpapier, untersuchen in Kanadabalsam oder Zedernöl mittels Immersion.

GRAMsche Färbung. 1. Färben 2—5 Minuten mit Anilinwassergentianaviolett, das auf folgende Weise bereitet wird:

1 ccm Anilinöl wird mit 10 ccm destilliertem Wasser mehrere Minuten kräftig geschüttelt. Man läßt einige Minuten absetzen und filtriert durch ein gut angefeuchtetes Filter. Zu dem klaren Filtrat, das keine Öltröpfchen mehr enthalten darf, setze man 1—2 ccm konz. alkoholische Gentiana- (oder Methyl-)violettlösung. Filtrieren. Die Lösung hält sich höchstens acht Tage und ist vor jedesmaligem Gebrauche zu filtrieren. Statt des Anilinwassergentianavioletts kann man auch das folgende, in gut verschlossener Flasche lange haltbare Gemisch benutzen:

Gesättigte alkoholische Gentianaviolettlösung . . 25,0
5 proz. Formalinlösung 75,0

2. Nach der Färbung abspülen in Wasser.

3. Jodjodkaliumlösung eine Minute.

4. Abgießen (nicht abspülen) und differenzieren mit absolutem Alkohol, bis das Präparat keine blaue Farbe mehr abgibt.

5. Ganz kurzes Nachfärben mit zehnfach verdünnter Karbolfuchsinlösung. Abspülen mit Wasser.

Mit dieser Methode färben sich dunkelblau: Staphylokokken, Streptokokken, Pneumokokken, Mikrokokkus tetragenus, Bacillus

pyocyaneus, Tetanusbazillen, Milzbrandbazillen, Diphtherie-
bazillen, Leprabazillen, Tuberkelbazillen. Es färben sich nicht
(bzw. durch die Nachfärbung rot): Meningokokken, Gonokokken,
Pneumoniebazillen, Rhinosklerombazillen, Bacterium Proteus,
Typhusbazillen, Bacterium coli, Ulcus molle-Bazillen, Influenza-
bazillen, Pestbazillen, Rotzbazillen, Choleravibrionen.

Tuberkelbazillenfärbung. Das hiezu erforderliche Karbolfuchsin wird auf folgende Weise bereitet: Man verreibe 1 *g*
Fuchsin im Mörser mit 5 *ccm* Acidum carbolicum liquefactum, füge
10 *ccm* absoluten Alkohol und weiter unter ständigem Umrühren
90 *ccm* destilliertes Wasser hinzu. Filtrieren, am besten vor jedem
Gebrauche abermals.

1. Färben mit Karbolfuchsin unter Erhitzen bis zur Blasen-
entwicklung, 1—2 Minuten.

2. Erkalten lassen, abspülen mit Wasser.

3. Differenzieren in Salzsäurealkohol, bis kein roter Farbstoff
mehr abgegeben wird. Abspülen in Wasser.

4. Kurze Nachfärbung mit Methylenblau, abspülen in Wasser.

Tuberkelbazillen rot, alles übrige blau. Ebenso sind färbbar
die Leprabazillen, auch einige im Smegma vorkommende
Bazillen; letztere geben jedoch bei etwas längerem Differenzieren
in Salzsäurealkohol die rote Farbe wieder ab und färben sich mit
der blauen Gegenfarbe, was die Tuberkelbazillen niemals tun.

Färbung der granulären Tuberkelbazillen und der Lympho-
granulombazillen nach Much:

1. Erwärmen bis zum Sieden oder 24—48 Stunden bei Brutwärme in folgender Lösung:

Methylviolett BN in gesättigter alkohol. Lösung . . 10 *ccm*
2 proz. Karbolwasser . . . . 100 ,,

2. Jodjodkaliumlösung 1—5 Min.

3. 5 proz. Salpetersäure 1 Min.

4. 3 proz. Salzsäure 10 Sek.

5. Entfärben in Azeton-Alkohol āā.

Granula und Bazillen schwarzblau.

Färbung der Bakterien in Schnittpräparaten. Alkoholhärtung ist unter allen Umständen zu bevorzugen; auch
Sublimat ist brauchbar, Formalin gibt oft Mißerfolge. Einbettung
am besten in Paraffin. Handelt es sich um Tuberkelbazillen, so

färbe man nach der oben angegebenen Methode, nur daß man ½—1 Stunde bei Brutwärme oder 24 Stunden kalt färbt. Nach dem Differenzieren in Salzsäurealkohol und Auswaschen läßt man eine schwache Kernfärbung mit Hämatoxylin oder Methylenblau folgen. Bei Bakterien, die sich nach Gram dunkelblau färben (s. oben), wende man die Gramsche Methode oder auch die Weigertsche Fibrinfärbemethode (s. S. 40) an; Vorfärbung der Kerne mit Alaunkarmin oder Lithionkarmin, die Nachfärbung mit Fuchsin fällt dann selbstverständlich fort. Alle übrigen Bakterien färbe man im Schnitt mit polychromem Methylenblau. Man kann die Färbung kräftiger und haltbarer machen, wenn man vorher auf elastische Fasern nach Weigert färbt, was besonders bei schlecht im Schnitt darstellbaren Bakterien (Gonokokken, Streptobazillen des weichen Schankers) erwünscht ist. Noch besser beizt man nach ZIELER vor der Methylenblaufärbung 8—24 Stunden in folgender Lösung:

<pre>
Orcein D (Hollborn, Leipzig) . . .   0,1 g
Offizinelle Salpetersäure . . . . . . 2,0 ccm
70 proz. Alkohol . . . . 100,0 „
</pre>

spült kurz in 70 proz. Alkohol ab und bringt die Schnitte in destilliertes Wasser, aus dem sie auf ½—1 Stunde in die polychrome Methylenblaulösung kommen. Differenzieren in Glyzerinäther. Celloidin ist vor der Färbung zu entfernen. Gute Bakterienfärbungen erhält man oft auch mit der Giemsaschen oder May-Grünwaldschen Lösung. Die Technik ist dann dieselbe wie bei den Blutfärbungen S. 53.

2. Strahlenpilze.

Zur frischen Untersuchung fische man aus dem Eiter die makroskopisch sichtbaren Körnchen heraus und untersuche in Kochsalzlösung mit schwacher bis mittelstarker Vergrößerung.

Ausstrichpräparate lassen sich ohne Zerstörung der Drusen nicht anfertigen.

Schnittpräparate (Alkoholhärtung, Paraffineinbettung) färbt man nach SCHLEGEL sehr einfach folgendermaßen:

1. Vorfärbung mit Hämatoxylin.

2. Färben 4—5 Stunden in gesättigter alkoholischer Eosinlösung im Brutofen. Aktinomycesdrusen leuchtend rot.

Die Kolben der Drusen werden durch Eisenhämatoxylin nach Weigert und durch die Fischlersche Methode zum Fettsäurenachweis geschwärzt. Nach van Gieson erhält man manchmal eine braunrote Färbung der Kolben.

3. Sproßpilze.

Die Technik der frischen wie der Ausstrichpräparate ist ganz wie bei den Bakterien. Eine Anzahl Hefepilze färben sich nach Gram, darunter der beim Menschen parasitär vorkommende Soorpilz; er kann also auch in Schnitten mit der Gramschen Methode dargestellt werden. Für die die Gramfärbung ablehnenden Hefearten hat Busse folgende Schnittfärbung angegeben:

1. Vorfärben mit Hämatoxylin.

2. Färben mit 20fach verdünntem Karbolfuchsin ½—24 St.

3. Differenzieren in 60 proz. Alkohol (unter dem Mikroskop kontrollieren).

Nicht alle Hefezellen werden rot.

4. Fadenpilze.

In frischem Zustande zu untersuchen in einer Mischung von Alkohol und Glyzerin āā, der einige Tropfen Ammoniaklösung zugesetzt sind, da die Fadenpilze sich nicht mit Wasser benetzen lassen. Gefärbte Ausstrichpräparate sind entbehrlich. In Schnittpräparaten färben sich die beim Menschen besonders häufig vorkommenden Schimmelpilze mit polychromem oder Löfflerschem Methylenblau, in der Regel auch mit Hämatoxylin, besonders nach Heidenhain.

Untersuchung auf der Haut schmarotzender Pilze (wie Mikrosporon furfur) geschieht am besten in Glyzerin, dem man eine Spur Methyl- oder Gentianaviolett zugesetzt hat.

5. Spirochäten.

Die Untersuchung im frischen Zustand im Dunkelfeld (s. S. 8), besonders wenn es sich um lebende Spirochäten handelt, ist der im gefärbten Ausstrichpräparat vorzuziehen.

Die möglichst dünnen Ausstrichpräparate werden nicht in der Flamme, sondern wie Blutpräparate fixiert. Die dünnen Spirochätenarten (Sp. pallida, icterogenes) färben sich schwer. Mit Giemsalösung (je 1 Tropfen auf 1 *ccm* neutrales destilliertes Wasser, peinlich sauberes, säurefreies Mischgefäß, jedesmal frisch zubereiten!) färbt man ½—1 Stunde; überfärbte Präparate können in destilliertem Wasser differenziert werden. Trocknen. Spirochäten rotviolett. Die Präparate halten sich am besten in Paraffinum liquidum.

BECKERsche Methode:

1. Fixierung der lufttrockenen Präparate in

Formalin 20
Eisessig 1
Aq. dest. 100

2. Abspülen in Wasser 10 Sek.

3. Beizen in 10 proz. Tanninlösung, der man 1% Karbolsäure zugesetzt hat, unter leichtem Erwärmen ½ Min.

4. Abspülen in Wasser ½ Min., Karbolfuchsin unter leichtem Erwärmen ½ Min.

5. Abspülen in Wasser, trocknen. Spirochäten rot.

Die dickeren Rekurrensspirochäten lassen sich auch mit Karbolfuchsin ohne vorherige Beizung gut färben. Um eine allzu starke Färbung der roten Blutkörperchen zu verhindern, behandelt man vorher das fixierte Präparat 10 Sek. lang mit 5 proz. Essigsäure, die man abspült.

Nachweis in Schnitten: 1. Fixierung möglichst kleiner Stücke in Formalin 1—2 Tage.

2. 96 proz. Alkohol 24 Stunden.

3. Einlegen in destilliertes Wasser, bis die Stücke untersinken.

4. Einlegen in 2 proz. Argentum nitricum-Lösung auf sechs Tage bei Brutwärme.

5. Abspülen in destilliertem Wasser, reduzieren zwei Tage bei Zimmerwärme in folgender Mischung:

Pyrogallussäure 4
Formalin 5
Dest. Wasser 100

6. Gründliches Auswaschen in destilliertem Wasser, einbetten in Paraffin.

Alle diese Prozeduren sind im Dunkeln auszuführen, da sonst massenhaft Niederschläge entstehen. Man klebe möglichst dünne Schnitte auf, entparaffiniere in Xylol und schließe in Balsam ein. Spirochäten schwarz. Auch feine Nervenfasern werden mitunter geschwärzt, ebenso Zellgrenzen, und können zu Verwechslungen mit Spirochäten Anlaß geben. Glia- und Bindegewebsfasern werden nur gebräunt. Die Präparate müssen im Dunkeln aufbewahrt werden, da die Silberimprägnation im Lichte zugrunde geht. Will man behufs anderweitiger Färbung die Silberimprägnation entfernen, so lege man die Schnitte in die Weigertsche Borax-Ferrizyankaliumlösung, bis sie farblos geworden sind. Danach gründliches Auswaschen.

Bei Untersuchung des Zentralnervensystems auf Spirochäten ist es ratsam, vor der Fixierung zunächst aus möglichst vielen verschiedenen Stellen kleine Proben zu entnehmen und nach Zerreiben in Kochsalzlösung im Dunkelfeld auf Spirochäten zu untersuchen. Aus Stellen mit reichlich Parasiten schneide man kleine Stücke heraus, und zwar etwas dicker als sonst (5—7 *mm*). Härtung 1—2 Wochen in Formalin, Weiterbehandlung wie oben. In den äußeren Schichten der Stücke finden sich reichlich Niederschläge sowie Mitfärbung der Nerven- und Gliafasern; tiefer im Innern stößt man auf Schichten mit isolierter Schwärzung der Spirochäten.

Noguchi empfiehlt für das Zentralnervensystem folgendes Verfahren:

1. Formalinhärtung des ganzen Gehirns. Herausschneiden 5—7 *mm* dicker Stücke (oder Verfahren wie vorstehend).

2. Einlegen für 5 Tage in

```
Formalin . . . . . . . . . . 10
Pyridin . . . . . . . . . . .10
Azeton  . . . . . . . . . . 25
Absol. Alkohol . . . . . . . 25
Aq. dest. . . . . . . . . . 30
```

3. Auswaschen in mehrmals gewechseltem destillierten Wasser 24 Stunden lang.

4. 96 proz. Alkohol 3 Tage lang.

5. Wie 3.

6. Versilbern wie oben.

7. Auswaschen in destilliertem Wasser 2 Stunden.

8. Formalin-Pyrogallussäure wie oben.

9. Wie 7.

10. 80 proz. Alkohol 24 Stunden.

11. Mehrfach zu wechselnder 96 proz. Alkohol 3 Tage.

12. Absol. Alkohol 2 Tage. Einbetten in Paraffin.

6. Protozoen.

In frischem Zustande untersuche man in denjenigen Flüssigkeiten, in denen sich die Protozoen im Körper vorfinden. Physiologische Kochsalzlösung ist meist schon nicht indifferent, reines Wasser oder gar schwache Laugen oder Säuren zerstören die zarten Gebilde sofort. Will man also z. B. Darmamöben untersuchen, so darf der Darm zuvor keinesfalls mit Wasser in Berührung gekommen sein. Zum Studium der lebenden Protozoen ist ein heizbarer Objekttisch erforderlich.

Ausstrichpräparate werden, wenn Blutparasiten (Malariaplasmodien, Trypanosomen) vorliegen, ebenso wie Blutpräparate (siehe diese) behandelt. Beim Ausstreichen des Blutes vermeide man möglichst jeden Druck. Neben der Trockenfixierung ist Fixierung der feuchten Ausstriche 20 Minuten lang in Sublimatalkohol (gesättigte wässerige Sublimatlösung 2, absoluter Alkohol 1), danach ebenso langes Auswaschen in jodhaltigem Alkohol zu empfehlen. Färbung nach Giemsa oder May-Grünwald, auch mit Pappenheims panoptischer Methode; bei dieser gibt eine Verlängerung der Färbung mit der verdünnten Giemsalösung (unter Nr. 3) auf 1—2 Stunden besonders gute Resultate. Die Parasiten sind blau, ihr Chromatin rot.

Sind nur wenige Parasiten vorhanden (alte Malariafälle), so wendet man die Methode des „dicken Tropfens" an.

1. Ausbreiten dicker Blutstropfen mit einem Glasstab auf gut gereinigtem Objektträger.

2. In horizontaler Lage gut lufttrocken werden lassen (3 bis 4 Stunden und länger).

3. Färben ohne fixieren mit Giemsalösung (1 Tropfen auf 1 *ccm* neutrales destilliertes Wasser) 30 Minuten. Am besten legt man den Objektträger mit der Schichtseite nach unten auf ein ganz mit der (frisch bereiteten) Farblösung gefülltes Uhrschälchen, so daß die Unterseite gut benetzt wird. Nach einigen Minuten geht das Hämoglobin wolkenartig in Lösung.

4. Sehr vorsichtiges Abspülen mit destilliertem Wasser; von dem an der Oberfläche sich bildenden, schillernden Häutchen darf nichts an die bestrichene Seite kommen, da sonst störende Niederschläge entstehen.

5. Trocknenlassen durch schräges Anlehnen an eine Wand (nicht abtupfen).

Ausstrichpräparate von Amöben müssen besonders vorsichtig angefertigt und unter allen Umständen feucht fixiert werden, am besten in Sublimatalkohol (siehe oben). Färbung nach Giemsa oder Heidenhain; Weiterbehandlung wie bei aufgeklebten Schnitten (also nicht trocknen!).

Zum Nachweis von Protozoen in Schnittpräparaten ist möglichst lebensfrische Fixierung in Sublimat oder Zenkerscher Lösung erforderlich; auch Formalin und Alkohol ermöglichen gute Färbungen, lassen aber die Parasiten stärker schrumpfen. Es empfiehlt sich, bei der Einbettung (Paraffin) die Entwässerung in der Alkoholreihe möglichst schonend vorzunehmen, indem man die Konzentration nur langsam ansteigen läßt. Dünne Schnitte. Färbung nach Giemsa (siehe S. 53), mit Hämatoxylin-Eosin, nach Heidenhain. Amöben lassen sich auch mit Methylgrün-Pyronin oder mit der Bestschen Glykogenmethode darstellen.

Zur Färbung der Negrischen Körperchen bei Lyssa fixiere man Stückchen aus den mittleren Teilen des Ammonshorns in Sublimat oder Zenkerscher Lösung und bette in Paraffin ein. Dünne Schnitte. Methode von STUTZER:

1. Färben je nach der Dicke der Schnitte 5—15 Minuten in Löfflerschem Methylenblau, das bis zur Durchsichtigkeit mit destilliertem Wasser verdünnt ist.

2. Kurzes Abspülen in destilliertem Wasser, differenzieren in 1proz. Tanninlösung, verfolgen unter dem Mikroskop. Sobald die Nervenzellen deutlich hervortreten, abspülen mit destilliertem Wasser.

3. Trocknen mit Fließpapier, rasches Durchführen durch Alkohol und Xylol in Balsam.

Negrische Körperchen rötlichviolett, Ganglienzellen blau.

7. Höhere tierische Parasiten.

Handelt es sich um Untersuchung von Flüssigkeiten auf Bestandteile bezw. Eier von Parasiten, so sedimentiere oder zentrifugiere man und fertige frische Präparate. Gewebsbrocken werden zerzupft, eventuell nach vorheriger Entkalkung.

Muskeltrichinen isoliert man durch vorsichtiges Zerzupfen und behandelt bei vorhandener Verkalkung mit 5proz. Salzsäure.

Zur Untersuchung in Geweben eingeschlossener Parasiten oder Parasitenteile ist Härtung, Einbettung und Färbung beliebig. Wenn das Körpergerüst der Parasiten chitinhaltig ist, wie z. B. bei Milben, läßt sich die Tuberkelbazillenfärbung anwenden. Manchmal läßt starke Eosinfärbung (siehe Strahlenpilze S. 68) die Teile des Parasiten gut hervortreten.

Anhang.

Konservierung makroskopischer Präparate in den natürlichen Farben.

Bei Konservierung der natürlichen Farben kommt es wesentlich auf die Erhaltung des Blutfarbstoffes und des Fettes an. Die Präparate (oder wenigstens die Flächen, die gezeigt werden sollen), dürfen daher zuvor nicht mit Wasser in Berührung kommen, da Wasser das Hämoglobin verändert und teilweise auszieht. Mehrere Methoden stimmen überein in der nacheinanderfolgenden Einwirkung von Formalin, Alkohol und Glyzerin. In Formalin wird der Blutfarbstoff in saures Hämatin verwandelt, das in Alkohol in das rote alkalische Hämatin umschlägt. Dieser chemische Vorgang kann unterstützt werden durch verschiedene Zusätze zu der Formalinlösung, unter denen der von PICK empfohlene (künstliches Karlsbader Salz) der billigste, der von KAISERLING angegebene der günstigste ist; auch soll durch den Salzzusatz der zu starken Auslaugung der roten Blutkörperchen durch die hypotonische Formalinlösung vorgebeugt werden. Dauerndes Verweilen in Alkohol würde den Blutfarbstoff schließlich zerstören und das Fett lösen. Die endgültige Aufbewahrung der Präparate erfolgt daher in Glyzerin, das man zweckmäßig mit einer Kalium aceticum-Lösung verdünnt, da Glyzerin allein die Präparate zu durchsichtig machen würde.

Kaiserlings Vorschrift lautet folgendermaßen:

1. Brunnenwasser 4000
   Formalin 800
   Kal. acetic. 85
   Kal. nitric. 45
2. 80—90 proz. Alkohol
3. Dest. Wasser 900
   Kal. acetic. 200
   Glyzerin 300

In der ersten Lösung bleiben die Präparate je nach ihrer Größe 1—4 Tage, bis sie ganz durchfixiert sind. Kommt es nicht auf die Form und Größe des ganzen Organes an, sondern nur auf die Schnittfläche (z. B. Muskatnußleber), so begnüge man sich mit einer Scheibe. Die Präparate müssen beim Einlegen sofort in diejenige Lage gebracht werden, in der sie konserviert werden sollen. Därme werden z. B. mit Nadeln auf Holzbrettchen gesteckt, die man auf der Lösung schwimmen läßt, so daß die Präparate eintauchen, oder werden mit Nadel und Faden auf langen Glasplatten befestigt, die man in hohe Gläser stellt. Durch Unterlegen bezw. Umwickeln mit Watte sorge man gegebenenfalls dafür, daß die Flüssigkeit von allen Seiten einwirken kann. In größere Organe sind Einschnitte zu machen.

Im Alkohol verweilen die Präparate so lange, bis die Farben wiedergekehrt sind (möglichst nicht länger!); das pflegt nach einer, längstens nach acht Stunden eingetreten zu sein.

Die dritte Lösung wird zunächst durch die aus dem Alkohol hineingebrachten Präparate getrübt und muß daher mindestens einmal gewechselt werden. Das gegebene Rezept ist nicht schematisch in jedem Falle anzuwenden; durch größeren oder geringeren Zusatz von Glyzerin kann man die Präparate mehr oder weniger durchsichtig machen und durch diese kleine Änderung ihr Aussehen oft bedeutend verbessern. So z. B. verlangen jugendliche Knochen viel, fibrinöse und käsige Pneumonie wenig Glyzerin.

Die Methode von JORES arbeitet ohne den teuren Alkohol. Bei ihr wird das Hämoglobin durch Chloralhydrat in das leuchtend rote Hämatoporphyrin übergeführt. Jores' Vorschrift lautet:

1. Fixieren in

Formalin
Künstl. Karlsbader Salz
Chloralhydrat. . . . . $\overline{aa}$ 50
Wasser . . . . ad 1000

In dieser Lösung bleiben die Präparate etwas länger als in der Kaiserlingschen, bis zu 8 Tagen. Gefäße gut verschlossen halten.

2. Auswaschen in fließendem Wasser mindestens 6 Stunden.

3. Konservierungsflüssigkeit wie bei Kaiserling.

Ikterus läßt sich nicht mit diesen Methoden konservieren; der Gallenfarbstoff wird in der Formalinlösung grün und imbibiert meist das ganze Präparat.

Schwierig ist die Konservierung von Harnsäure und harn-
sauren Salzen. Man darf die Präparate nicht in die Formalinlösung bringen, sondern setzt sie in einem verschlossenen Gefäß,
auf dessen Boden formalingetränkte Watte liegt, mehrere Stunden
lang Formalindämpfen aus. Einlegen in 96proz. Alkohol, bis die
Farben wiederkehren (möglichst kurz!); dem Alkohol setzt man
nach WESTENHOEFFER zweckmäßig etwas Quecksilberoxyd zu.
Aufbewahren in reinem Glyzerin, dem man öfter zu erneuerndes
Quecksilberoxyd in einem kleinen Mullbeutelchen zusetzt.

Kalk wird durch die im käuflichen Formalin stets enthaltene
Ameisensäure angegriffen. Handelt es sich um die Konservierung
geringer Kalkmengen (Kalkmetastasen, Kalkinfarkte), so ist gleichfalls die Räuchermethode anzuwenden.

Wässerige Ergüsse ersetzt man durch Gelatine, von der man
sich eine 15proz. Lösung bereitet und in der Wärme klar filtriert.
Mit einem Zusatz von 0,5proz. Karbolsäure läßt sie sich im Eisschrank längere Zeit aufheben. Hämorrhagische und eitrige Ergüsse fängt man aus einem kleinen Einschnitt auf, mischt sie mit
der geschmolzenen Gelatine und füllt durch den Einschnitt wieder
ein. Nach dem Erstarren Härtung, nach der Härtung Anlegung
eines Durchschnittes und geringes Nachhärten.

Konkremente und andere bewegliche Dinge lassen sich durch
Gelatine an der Stelle, wo sie vor der Härtung aufgefunden wurden,
festkleben. Die Gelatine wird durch die Formalinbehandlung unlöslich und fällt in dünner Schicht in der Konservierungsflüssigkeit
nicht auf.

Namen- und Sachregister.

Manz'sche Buchdruckerei, Wien. 2580.